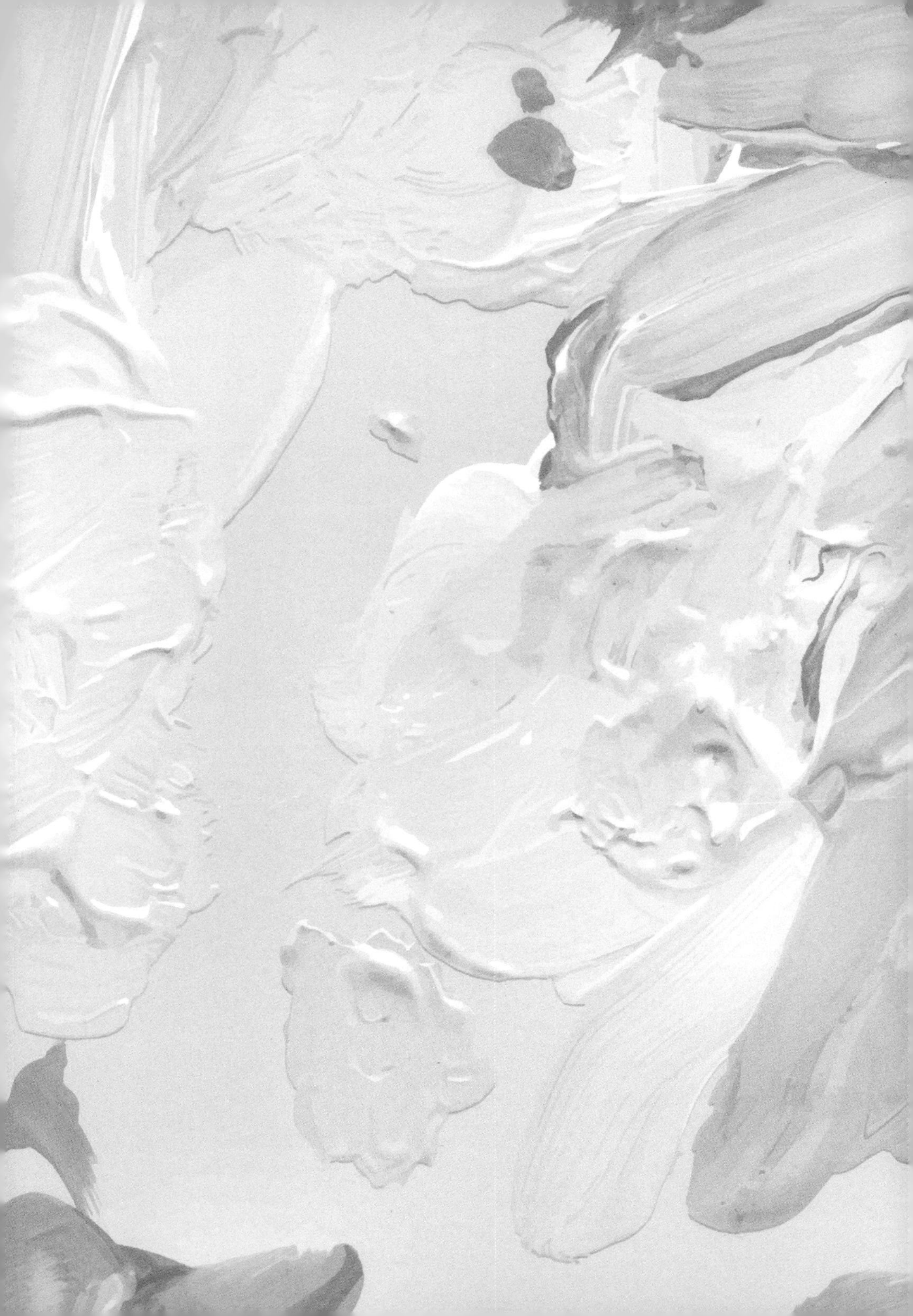

親人罹癌
先別慌

腫瘤科主治醫師　王興　著

生命，就是由一系列意外組成

——與一名癌症病人女兒的書信往來

王醫生：

您能告訴我「癌」究竟是什麼嗎？為什麼它來得如此無聲無息，一發現就到了無可救藥的地步？父親六十歲退休以後，我督促他堅持每年體檢，半年前還做過全身檢查。今天突然查出胃癌，竟然已發展到腹膜轉移、無法手術的階段。恐懼之中，更多的是不解：為什麼會是父親？他生活規律、飲食清淡均衡，唯有一個抽菸的惡習。即便是抽菸的因素，也應該是肺部出現病變，為什麼是胃呢？之前他從未有過胃痛或胃潰瘍的毛病，只是近來吃飯有些胃口不佳、悶悶的，如此輕微的症狀，沒想到一查竟是四期。想來半年前體檢時已患病，可是為什麼胃鏡檢查不出？

這是我人生中第一次如此近距離地面對癌症，它一瞬間擊垮了我所有的理智。我的父母這一代人，生活得如此小心翼翼，微波爐怕輻射，睡覺時手機不能放在臥室，不吃油炸和加工食品，每天散步、運動，再加上定期體檢，這樣還會遇上癌？癌症，它究竟是一種意外，還是有前因造成的惡果？如果它是一種無法預防的意外，我想知道，應該如何提前為自己做準備，以降低它帶來的打擊與傷害。如果它的發展是可防可控的，我想知道，真正應該怎樣生活才能盡可能地遠離癌症。

此刻的我，面對「父親確診癌症，該怎麼辦」這道考題，頭腦一片空白。強大的危機感讓我想馬上行動，但不知往哪兒使力，該做什麼。同時更陷入一種對自己和親人無限擔憂的恐懼之中：這樣的考題還會來嗎？可以避免嗎？我想知道，醫生是怎麼面對自己或親人的疾病，甚至是死亡呢？

您的讀者粉絲

一位癌症晚期病人的女兒

朋友，見信好！

透過你的文字，我能感受到你焦灼的狀態。中國每年新增四百五十萬癌症病人，意味著至少四百五十萬的家庭面臨和你一樣的問題，你絕對不是一個人，也絕對不是第一個感到恐懼的人。世界最頂尖的《科學》（*Science*）雜誌上曾刊登過一篇文章，它的題目大意是「癌症是一種運氣不好導致的疾病」，也就是說癌症本身就是bad luck（壞運氣）。

人的基因中存在一些潛在的缺陷，有些人多一些，有些人少一些。從人類甚至哺乳動物這個物種角度來看，在十八歲至三十八歲的主要繁殖期之後，身體的衰老並不會對物種的續存造成任何影響，反而會給後代騰出更多生存資源。

癌，是人體的正常細胞在無數次分裂之後，因為發生了突變而產生的一種可以無限增殖、擺脫了身體控制的細胞。細胞的複製都有固定的週期，例如口腔黏膜是三天更新一代，紅血球是三個月更新一代，骨骼大概是七年更新一代（這大概就是所謂的「七年之癢」——你的配偶過了七年都變成另一個他了，當然看起來會不太順眼）。

吸菸、飲酒等習慣都有可能加速細胞損傷的進程。但是與癌症最相關的罪魁禍首，還是時間，時間的力量才是最強大的。癌症，本身就是一種與衰老相伴的疾病。基因在複製幾億代之後，終究是要發生錯誤的。你說父輩非常注重養生，只不過是沒有加速這個過程，但不是逆轉這個過程。

目前在美國，有三分之一的人一生中至少會患一次癌，並不是美國的空氣和水被汙染，也不是美國的生存壓力過高，只是單純因為美國人的平均壽命較高。

所以，無論你怎麼努力，癌症它就是一個概率（機率）事件。

說這些不是想讓你感到絕望，而是想讓你知道，人終究要面臨生老病死。如果你知道癌症是一種大概率會發生的事情，就不需要花過多時間陷入自責當中，非要給父親的疾病尋找一個原因，而是想清楚要怎樣面對它，要怎樣幫助父親恢復健康，至少是在目前疾病的狀態下，尋找最適合他的解決方案。

祝一切安好。

王興

尊敬的王醫生：

沒想到真能收到您的回覆！

您讓我相信，再壞的時刻還是會有好事發生。請原諒我上一封信的莽撞，寫信時我剛通宵讀完您的《癌症病人怎麼吃》，裡面的文字理性又溫暖，像一位專業而親近的醫生朋友。當我發現書後留有您的郵箱，忍不住抱著試一試的心態與您聯繫。謝謝您付出的時間和心力，對我而言，您的解答是這段至暗時刻裡的光和希望。

我父親是二十世紀七〇年代的醫學生，對「自稱沒丟老本」的他，我沒有隱瞞罹癌的事實。他比我想像的更堅強且豁達，告知病情時，我還把您的來信內容也念給他聽。他很認同地笑著說：「我呀，就是臨老中了回『彩券』。」只是表面上嘻嘻哈哈的他，背後卻偷偷地在網路上查找各種胃癌的相關資料，找醫生打探他的腫瘤分期和所謂的「生存中位期」。父親這樣的表現讓我更加心疼和擔憂，不知道該將病情告訴他到什麼程度。另外，我擔心網路上的各種資訊來源不明，想找一些正規、正確的資訊給父親，讓他不在無望的擔憂中度日如年，您是否了解一些可供病人及家屬學習、了解癌症相關知識的管道？

我還有一個很苦惱的問題——如何有效地和醫生溝通？如何爭取最優的治療？我千辛萬苦給父親掛到本地胃癌知名專家（二級教授）的門診號，排隊一上午，問診一分鐘。出來時我特別自責，覺得自己沒有利用好這寶貴的一分鐘。後來，父親被教授收治入組，進行進一步的診斷和治療。入院一週以來，我們沒有見到過教授，每次我去醫生辦公室詢問病情相關問題，碰到的都是不同的年輕醫生，而他們都是行色匆匆。有時，不同的年輕醫生對同一問題的答案甚至相互矛盾。這種情況讓我特別不安，擔心病人眾多，父親的治療是否會被拖延。如果我主動性太強，又是否會招致反感？

願您安好，盼覆。

一位帶著十萬個為什麼的忠實粉絲

朋友，見信好！

感謝出版社編輯看到信就轉給了我，不然你的信要像一只漂流瓶一樣沒了蹤跡，那就太可惜了。出版社編輯告訴我，轉發我們的信件讓她覺得似乎在偶然之中做了一件非常有意義的事情，所以她任性地拒絕了我提供私人郵箱的建議，說希望能親眼看到你父親恢復健康的那一天。

非常榮幸拙作受到你的喜歡，有些受寵若驚，希望書上的東西能幫到你。你說得對，病人也許比我們想像的要豁達，但同時也會敏感和脆弱，你要做的並不是消除和扭轉他的抑鬱和悲傷，而是用他覺得舒服的方式，陪伴他的每一份喜怒哀樂。你父親畢竟也是我們的同行，知道生老病死的無奈。我們換個角度想，正是因為有了這樣時間和空間的限制，每一天的鳥語花香才顯得彌足珍貴。

你問的兩個問題，一個是如何找到更可靠的資訊，一個是如何找到更可靠的醫生，歸納起來，都是想解決資訊不對等的問題。你知道嗎？在清朝，甚至到民國時期，醫院都是不存在的，醫生在家看診，即使有些理論在今天看來錯誤百出，甚至有些滑稽，但那時是被視為權威的。在網路發達的今天，任何一個人都有能力把自己的看法傳遞出去，獲取的資訊更多了，但處理起來卻更複雜了，因為你在選擇任何一個資訊來源時，總會覺得沒有選的也許更好，所以會不停地查，生怕自己因為不懂而讓父親的病受到延誤。

我不得不說，在目前的醫療體系下，能看好病是一連串概率事件的累積，換個說法，就叫做「緣分」。你能否在合適的時間，遇到合適的醫生，並做醫生心中合適的病人，選擇了合適的治療：每一項都不是必然成功的。就我個人來說，在工作中能看到很多醫生技藝確實有限，但是病人並不知道。哪怕是我自己，也不能保證我是最優秀的，更不能保證我每天都保持在最優秀的狀態。我非常理解你的擔心，絕對不會站在醫生的角度勸你無條件地信任醫生，而是想告訴你幾個小技巧來甄別資訊、選擇醫生。

選擇大教授仍是個穩妥的做法。也許你認為看診一分鐘要解決的是自己心中的疑問，但對教授來說，是要決定治療方案的，任何無關的資訊都會拖延他下判斷的時間，做為門診醫生，他不希望和你展開聊天。有一定規模的醫院裡，教授之下的醫生執行醫療方案是沒什麼問題的，這一點不需要過於擔心。

醫生的說法或許有不同，這也是合理的，說明目前你父親的狀態，治療的選擇很多，沒有一個確定的最優解，這本身就是生命的奇妙之處。

網路上的訊息確實太多，我個人不建議你查詢文獻，因為文獻和臨床實踐之間還少了個彙總，病人和家屬很難做好。就具體的關鍵詞可以選擇上網查詢，但是涉及治療方案時，網路上各種說法不一，是很難確切參考的。

你以後有問題可以繼續來信，我會把我們的通信用在我的新書裡，就算是你我給讀者朋友的一點小小福利吧。還不知道你的名字，下次請記得告訴我。

祝一切安好。

王興

敬愛的王醫生：

謝謝您和編輯部老師的善心與溫暖，也請原諒我的無禮，一直沒有介紹我自己。我是來自福州的一名科學研究者，剛剛博士畢業走出象牙塔。十年的學術訓練在父親的病情面前卻是那麼無用。我想，或許有許多與我一樣對醫療行業所知甚少，同時又沒有特殊社會資源的普通病人及家屬，經歷著癌症及其治療帶來的茫然、絕望與掙扎，煩惱著我的煩惱，困惑著我的困惑。您的回信給了我無窮的力量和指引，真心希望您的解答和文字能讓更多讀者看到。

正如您上封信所說，找到一位可靠的醫生或求得一個適合的治療方案要靠緣分和運氣。可是我好難隨遇而安，總希望從女兒的角度，做最大的努力和爭取。今天，父親所在治療組的一位主任醫生喊我到辦公室談病情，這是第一次醫生主動找我，是我期待卻又害怕的。我期待有更多機會能與醫生溝通了解病情，卻也害怕等來的是壞消息。情況卻比我預想的更糟糕，主任醫生告訴我父親增強CT（電腦斷層掃描）、腹部彩超的複查結果顯示胃部腫瘤已經發生了腹膜外的轉移且程度較重，建議我將父親轉出胃外科，再找腫瘤內科進行化療。我心裡知道，胃癌最佳的治療應該是手術，手術組醫生提出轉科，似乎是告訴我，父親的病情接近「沒救」了。而我更加擔心的是，若轉出胃外科（目前所處的科室是我所在城市裡胃癌方面最權威的團隊），父親是否會因為病情嚴重而落得無處接治？一時間淚如雨下，我顧不得其他，只央求主任留我們下來，哪怕有一線希望和可能，我也願意積極治療和嘗試。主任看我如此激動，讓我平復情緒並給了兩個選擇：一是留在胃外科，有一個圍手術期（perioperative）的化療組，可以在這個組內進行化療，化療方案是白蛋白、紫杉醇加替吉奥；二是幫我介紹轉入腫瘤內科進行化療，那裡或許會有治療實驗可以參與，具體化療方案需與責任醫生商議。主任留給我一定的時間與家人商議抉擇，我想聽聽您的建議……

另一邊，我四處求助中得到朋友引薦，讓我帶父親去上海找瑞金醫院的一位醫生試一試。我不甘心，想聽聽一線城市頂級醫院醫生的意見，想在父親身體狀況還良好的情況下帶他到北京、上海問診，您覺得合適嗎？

您可以叫我抗抗。這是我給自己取的筆名，我希望它能陪伴我和父親一起抗擊腫瘤，扛過難關。謝謝您願意用寶貴的時間傾聽我的憂慮、解答我的問題。

盼覆。

願您平安、健康！

站在十字路口的抗抗

抗抗，見信好！

非常感謝你的信任，自當全力相助。

我感受到你的焦慮主要有兩方面，一是從比較信任的外科轉到內科，是否預示著治療水準的下降，以及手術機會的喪失；二是如果不去北京、上海、廣州這些一線城市嘗試一下，未來會不會有遺憾。

你現階段遇到的狀況和大部分病人家屬很相似，你的煩惱和焦慮源自選擇過多，而不是缺乏選擇。有本書可以推薦給你，叫做《選擇的弔詭》（*The Paradox of Choice*），選擇過多給人帶來的往往不是喜悅而是更大的痛苦。

是否要從外科轉到內科呢？從外科描述的病人狀況和內科給出的方案不難推測出，你父親目前處於偏晚期的狀態，在醫學上，這類病人的治療叫做「轉化治療」，意思就是對一個沒有手術機會的人進行治療。一旦病變顯著緩解，實現了「降期」，就有機會採用手術治療。其實轉化治療最有經驗的還是內科，對於化療相關的劑量掌握、併發症的處理都更有經驗，所以我建議轉科，但可以和外科的專家保持較好的聯繫和關係。

我不知道你所在的城市是哪個，但認為如果能來北京、上海確認下治療方案可行與否，如果我是病人家屬也會做這件事情，畢竟凡事盡心盡力才不留遺憾。但我提個小建議：你可以帶著父親的全套資料，包括胃鏡報告、病理報告和CT片到北京、上海或廣州就診即可，無需帶著父親奔波。在腫瘤這個領域，檢查報告大多時候很能說明問題。這樣能夠減少不必要的奔波給病人造成身體和精神上的負擔。

焦慮是我們必須面對和化解的情緒，它不是錯的，它是根植於我們基因中最美麗的缺陷之一，它是愛和責任的副產品。但也要提防過度焦慮給我們帶來的痛苦和給醫生們帶來的困擾，我相信你能平衡和處理好，希望在北京、上海或廣州確認好治療方案無誤之後，可以有更多時間陪伴父親。

希望能夠幫助到你。

祝一切安好！

王興

親愛的王醫生：

未跟您聯繫的這一段日子，我帶父親到上海求診並意外地經歷了一場與死神的搏鬥。所幸，父親幸運地闖過來了。而我一直無法釋懷，是我的「堅持」讓父親遭遇了這場無妄之災嗎？我想把我的這段經歷，抑或說「彎路」告知您，若有可能，我希望父親的這段跨省問診經歷與意外故事能給其他讀者做個提醒或參考。

不甘心接受當地醫院的診斷結果，我帶著父親來到了上海，透過熟人推薦，分別掛了復旦大學附屬腫瘤醫院一位老專家的門診和上海交通大學醫學院附屬瑞金醫院的一位中青年專家的門診。我想透過不同專家的問診和資訊互證來明確父親的病情及治療前景，幫助我為未來的治療方案做決策。當時的我想這一趟求醫最壞的結果至多是「白跑一趟」，而沒承想竟差點成為父親的生死劫。

父親剛做完兩個療程的化療，身體狀況還不錯。因此，我們抵達上海的第一天下午就馬不停蹄地去復旦大學附屬腫瘤醫院見了預約掛號的第一位老專家。那天的問診讓我們很失望，全過程只有幾句簡單問診，助理醫師將我們帶來的CT片掛在燈牆上，主任看了幾眼後，對我和父親明確地說了一句「回老家化療吧」就把我們打發了。我準備了好久的病情介紹與細節問題都沒有機會說出口。那句明確的「回去吧」，像塊石頭，砸得我生疼，但又讓我有些落了地。

第二天，我們按預約時間來到瑞金醫院求診。路上，父親開始質疑來上海問診的意義，甚至質疑治療的意義。是的，有時問診和治療手續的繁雜、路途的勞頓和醫院的惡劣環境給病人帶來的負擔甚至勝過疾病本身。但當時的我，一面安撫父親，一面堅定地想看完這一位好不容易搶到的門診號。我們排在上午第四號，前三位病人平均每位進門問診時間都在二十分鐘以上，我隱約感到應該是幸運地遇到一位極耐心的醫生。果然，這位年輕的主任不僅聽完我詳盡的病史陳述，還細致問詢了父親的感覺、按觸檢查了父親提到的鎖骨淋巴結腫大位置。雖然他給出的結論同樣是回家繼續化療，但解釋了原因，詢問了父親原治療醫院、團隊和主治醫生的情況。在我反覆詢問是否有化療以外的治療方案和可能性時，他用紙條寫下了兩種免疫療法方案和對應的基因檢測項目，並反覆叮囑要慎做手術決定。我們與這位醫生素昧平生，也非熟人相託，可見他對待大多數病人都是如此負責的。所以，是否盲目扎堆掛名氣大的資深專家號未必是個好的選擇？

問診快結束時，我心一橫，厚著臉皮向這位年輕主任要了微信號。儘管十分為難，因父親病情確實複雜，他最終給了我號碼。冥冥之中，這是一個救命的號碼。就在瑞金醫院看診回來的當日夜裡，父親出現腹瀉症狀，凌晨起夜時突然昏厥倒地並不斷抽搐。我立即打了急救電話，救護車將父親送往瑞金醫院急救。在急診室裡，醫生一開始診斷為腹瀉脫水與低血壓，正準備吊點滴之際，父親突然大量嘔血。搶救室來了幾位醫生聯合會診，給我了一個讓人絕望的結果：父親的情況無法手術施救，只能在止血穩定後，及早送回家，路途中不排除繼發大出血的風險。這個狀況讓我進退兩難，如果即刻回家，怕父親熬不過五小時顛簸的長途車；而如果留在搶救室，只能做止血與維持生命體徵的對症治療，父親不符合條件無法收治入院。

凌晨三點，走投無路之下，我撥打了上午問診主任的微信語音，他接了！主任與搶救室醫生溝通之後，聯合介入科會診，他們重新制定了方案，同意將父親收治入院進行DAS胃左動脈栓塞術。幾小時後，父親順利完成了手術，平安脫險。我們在住院部休養一週後，平安返家。我和父親，既不幸又萬幸，不幸是異鄉兩天的短途之行卻遭此大難，萬幸是遇到了好醫生、好醫院。而我，對帶父親來上海求診的決策悔恨不已，我的一番「盡心執著」反而讓父親受了更多罪。是不是不應該讓癌症晚期的病人奔波勞累、遠赴外地就醫問診？

從送到搶救室到完成手術，這是我永生難忘的一個通宵，但或許是醫生們無數個值班日中最普通不過的一個通宵。在每個大家安睡的夜裡，醫生們犧牲睡眠、時間，拚盡全力地搶救生命。我想，在我們社會中更多像您一樣的好醫生的聲音和故事應該被大家聽到。謝謝偉大的醫者！願您健康、平安！

抗抗

讓人無奈又佩服的抗抗，見信好！

看了你描述的經過，從醫生的角度來看，可以說心跟著你一會兒到福州，一會兒到上海，一會兒緊張，一會兒又鬆了一口氣。一邊想像我平時凶病人一樣好好教育一下你的不聽話，但是看到叔叔化險為夷又發自心底地為你感到高興。

感謝你，讓一個醫生看到了在醫院之外所發生的、每個病人平凡普通卻讓人感動的生活。如果你不說，也許我永遠不知道那些坐在我面前只有幾分鐘的緣分，甚至會說出一些莫名的「醫生我求您給我爸好好看看」的話的子女，到底都經歷了什麼。

還是先來解答你的問題。之前我建議過可以由家人帶著資料去就診即可，就是因為現代醫學已經和過去發生了些許變化。影像和病理報告所能提供的資訊已經遠遠大於醫生看到病人這件事，然而病人的「折騰」即使不造成身體上的影響，也會不斷累積一種叫做「虛妄的期待」的感覺。恕我直言，我並不認為從化療上，某個名醫就能提出一種別人都不會的方案，所以這種「虛妄的期待」只由你自己承擔，是不是遠比讓你父親陪你體驗更好一些呢？

另外，是否要追求名氣更大的醫生？這一點我將在本書裡詳細闡述。總體來說，醫生和病人的相遇是一種非常巧妙的緣分，這讓我很難說到底應該怎樣選擇醫生，只能從結果上來判斷，你到底是幸運的還是不幸的。從外人的視角來看，「大牌老醫生」的決策並沒有錯，他只是用最短的思路給了毋庸置疑的結論，其實你只要照做就完全沒有問題，但是可惜，他沒有獲取你的信任。至於「年輕醫生」，他最讓你感動的是願意傾聽你的問題，為你解答疑惑，在我看來，在很多時候和給出決策有著同樣的價值。對於你來說，我並不覺得掛名氣大的醫生的號就是一個壞的選擇，你有權去選擇幾位醫生為你的家人進行決策，並在這些決策中進行衡量和比較，最終選擇你真正願意信任和認可的醫生，之後讓自己成為一個「傻白甜」就好。選擇醫療決策大多數時候是醫生的事情，而你只需要選對了人就好。

做為和你通訊的醫生，我看到你的這封信，一時間確實有些生氣，心想著這次就不必回信了。既然你不按照我的說法去做，硬要帶父親去上海，那從我的角度來看就是不信任，我又何必浪費時間？但是看到你把心路歷程分享給我，並看到你在這樣的情況下，依舊感謝每一位醫生在一路上對你的幫助，並且願意樂觀、堅強地撐起家庭，我也被你打動了，於是寫了這封回信。

我想說，這大概就是做為病人家屬的情商吧，也許你就是有一種神奇的力量，能夠讓醫生們都願意幫助你度過難關。也許是真誠，也許是真實，總之，我希望這就是你人生低谷的終點了，日後的每一天都是觸底反彈。

加油！

被氣到又感動到的王醫生

尊敬的王醫生：

我總是在夜裡家人睡著後，打開您給我的一封封回信，一讀再讀。悔恨自己的自作主張與不聽勸，也感謝在這段與死神賽跑的孤獨路上您的不棄與陪伴。許多病人或許與我一樣，說出某些「傻話」或做一些無謂的舉動，因為這可能是他們這輩子第一次如此深切地與醫院和醫生打交道，而這第一次或許就要交付性命。我們的「痴」和「傻」大多是源於對醫療行業的不了解，以及當前社會醫療資源稀缺與就醫機會不足的現實。而您的解答讓我明白了醫生視角的行動邏輯。如果我早些真的「明白」，或許可以少犯許多「傻」。

最近一段時間，父親過上了相對「安穩」的日子，規律地化療、吃藥、休養。喜歡音樂的他，還買了把葫蘆絲自學了起來，我們灰色的家裡開始每日響起婉轉美好的曲調。曾經堅定不移的唯物論者，如今隨我母親週週做禮拜，找到了某種「依靠」。我想，也許「信」與「愛」也是良藥。有時，看著父親在桌案上練書法的身影，完全不覺得他是個病人；而有時，我看著他日益消瘦的身軀，撫摸他發黑而冰冷的手腳，又感到死神一直站在我身後。與父母的堅強樂觀不同，我現在有些杯弓蛇影，母親偶爾說腿疼或胃脹，我就緊張不已。而我自己的身體也發出了許多不適的信號，我分不清是心理作用還是確實應該去醫院做個系統的檢查。

一個成年人的崩潰，有時候可能只是一張體檢報告。一個要照料癌症病人的家庭，再經受不了其他任何意外和風險了。親愛的王醫生，對於如何規劃體檢以預防（篩查）癌症，以及還有哪些方式可以提高一個家庭的抗癌症打擊能力，您能給一些建議嗎？

盼覆。

抗抗

抗抗你好！

正如你所說，「信」與「愛」當然是良藥，不僅對你的父親來說，對你和媽媽來說更是如此。死亡看似能夠把我們分開，卻也有著讓我們聚攏在一起的力量。我見過多年斷絕關係的父子死前相聚，也見過許多久未說出口的愛與道歉。人對死亡的敬畏會超越凡世中紛紛擾擾的瑣碎，能讓脆弱的人擁抱在一起。

醫生往往是不能談錢的，但是在任何國家，健康與長壽都是一種被定價的商品，醫療服務無論是以怎樣的形式來提供，都明裡暗裡標好了價碼。人對於永生的願望自古就有，然而無論是最有勢力的秦始皇，還是最有錢的賈伯斯，都一樣在無奈的結局中奮力掙扎著。

因此，做為老百姓，你只要能夠給父母和自己爭取到符合你家庭條件的最佳治療方案就好了，無愧於心就是最大的善意。而且，如果你是家庭的頂梁柱，更應該盡早規劃好自己和家人的健康保障，一句話總結，就是讓家庭成員的病盡可能輕（透過體檢早發現、早治療），或者患病之後的花費盡可能低（透過配置合理的保障），患病之後的就醫道路更順暢（做好醫生關係的儲備）。

這需要你在每年做新年計畫時，除了祈求一年風調雨順、升官發財、身體健康之外，實打實地去做一些努力和付出。這些付出看似晦氣，畢竟誰也不想身體好時去醫院體檢，也都不想在股市大漲時去購買一份永遠也不想用上的保險，但這些反人性的產品反而是有可能把損失降到最低的辦法。

無論如何，祝賀你的家庭終於獲得了短時間的安寧。這段時間或許會變得很慢，你會感知到每一分每一秒的流逝，你可能會有父母一天老似一天的悲傷，也有你的孩子每一天都有一分進步的歡喜。

沒有人一生下來就知道不能用手摸釘子，但人的痛覺會幫助他盡快地認識到痛苦的來源，並且想方設法地改變。相信經歷了這一切，你會更用力地去生活，更用力地去愛，也更懂得如何增加自己對於天災人禍的防禦能力。

如果有可能的話，等我的新書出版之後，我送給你一本，我們一起來回憶一下在陪伴病人的這段時光，做為家屬的那些酸甜苦辣。

王興

敬愛的王醫生：

期盼您的新書出版！做為萬千病人家屬的一員，每次聽到醫生喊我們「談話」，既惶恐又迫切。我們這些病人家屬常常私下組一個小群，傳播著各種經驗總結與分享，大多是為了少碰些壁，把握好珍貴的溝通時間。可是，這些流傳的小經驗卻有很多是以訛傳訛的。這樣一本由專業醫生撰寫的科普書，於我們而言，太有價值了。

自父親確診，我們與胃癌抗爭已近一年。這漫長的一年裡，是您的一封封回信不斷糾正我的錯誤，給我勇氣與方法。我在您的文字中感受到醫生面對生死、疾病時理性與感性的力量。我想以信件的方式向您提最後一個問題：如果說面對死亡是人生必修的課程，做為親人和伴侶，我們應如何幫助他在生命的最後歲月，保持一種體面的、有尊嚴的生活？

這一年的抗爭讓我意識到，或許「孝心」的正途並不是阻止疾病與死亡的到來（對於這些我們無能為力，應該是醫生的工作），而是幫我們愛的人盡可能保持尊嚴，盡可能愉悅地過好當下的生活。

謝謝您，王醫生！

願您和您愛的人都健康、快樂！

更加淡定、勇敢的抗抗

【目錄】

第五節

第二章 心態篇／癌症沒有想像中那麼可怕

第三章 經濟篇／防控風險，理性決策

第四章 護理篇／悉心照顧與善終關懷

第一章

醫療資訊篇

明確思路，謀求共識

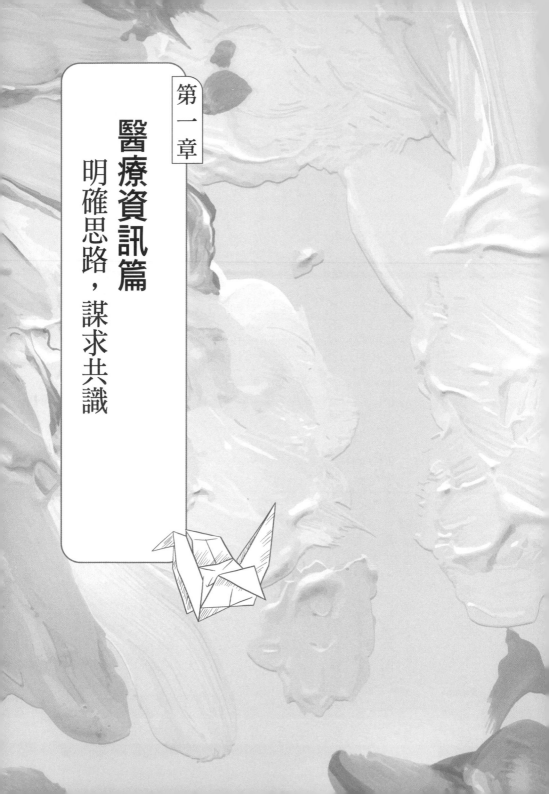

第一節

認識癌症：十一個你必須知道的科學知識

01 癌症通識——它們到底從哪裡來？

癌細胞從哪裡來？

癌細胞其實離我們並不遙遠，它就是我們身體的一部分。

我們人體的細胞每天都進行著一組相似的工作，就是不斷地分裂，以及不斷地死亡。新生的細胞取代舊細胞的位置，讓人體像個機器一樣運轉。口腔或胃黏膜的細胞大約五～七天左右就完全更新一代；骨細胞完全更新大約需要七年時間。所有的細胞按照自然規律更迭著，才能讓機體始終保持著最佳的狀態。

為什麼細胞不能一直存活？

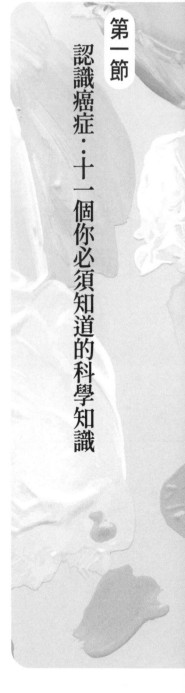

因為細胞的基因組本身就存在缺陷，會隨著分裂次數的增加而失去優秀的編碼能力，之後人體內的監察機構——免疫系統就會發現它們，並勒令它們退休，讓更健康的細胞投入人體的建設中。隨著幾萬億次分裂，總會有幾個細胞不聽話，分裂成畸形的細胞，而它們會輕易地被免疫系統清除掉。但是隨著人類壽命不斷增加，分裂次數無限地增加，總有一、兩個細胞獲得了不死的能力，且樣貌外觀上和正常的細胞沒兩樣，恰好躲過免疫系統的追捕，在一個僻靜的角落裡安靜地活了下來。

等它繁殖到足夠大時，即使免疫系統發現了它，也對它無能為力了。這個家族開始不斷地開枝散葉，首先開始掠奪周圍的正常空間，做為自己後代的食物，就叫做腫瘤的「侵襲」，之後開始向人體的各個部位輸送自己的後代，就叫做腫瘤的「轉移」。

那麼……

02 腫瘤為什麼難治療？

我們可以把腫瘤的形成形容為一場演化的過程，這場演化就發生在人的身體當中。每個正常的細胞都有一定的機率發生突變，活得愈久，分裂得愈多，突變的次數也愈多；經受的外來刺激愈多（抽菸、飲酒），細胞損傷就愈多，於是，我們會發現，老年人罹癌機率最大。有不良生活習慣的人，有各種毒物、放射線接觸史的人，罹癌機率也大。

腫瘤細胞是一種變異細胞，它擁有無窮的分裂能力，但是喪失了分化能力，也就是說，這種細胞只能一分二、二分四，長成一團瘤子，而不能像人體正常的細胞那樣，有些組成眼睛，有些組成皮膚。腫瘤細胞甚至擺脫了機體的調控，用機體的養料供給腫瘤，使之不斷分裂。

腫瘤沒有智慧，它只有著超強的生命力，同一個腫瘤中，每個細胞恨不得都不完全一樣，這樣就能夠保證在任何打擊——例如化療、放療等——之下依然存活。腫瘤當中總有一部分細胞有著天然的抵抗能力，能夠在惡劣的環境下生存下去。所以，腫瘤的治療才極為困難。

03 癌症會遺傳嗎？

我們都知道，癌症是環境和遺傳因素共同作用的結果。有些病人說：基因好，抽菸、喝酒照樣沒問題；基因不好，生活習慣再健康也難逃癌症。誠然，遺傳因素在腫瘤的發病中發揮著關鍵的作用。

但是，當代醫學仍然有太多事情沒有弄明白，我們只研究發現了一系列癌症基因譜，例如林奇氏症候群（Lynch syndrome）、家族性結腸息肉症（Familial Adenomatous Polyposis, FAP）等，會使病人在非常年輕時就罹癌。也有如美國女星安潔莉娜•裘莉（Angelina Jolie）在基因檢測時發現乳腺癌易感基因 BRCA 基因突變，這些都是透過研究能夠明確的遺傳因素。在未來，隨著基因檢測的不斷普及，我們能夠發現的家族性癌症基因會愈來愈多，也能讓更多人透過了解自己的基因資訊，從而獲得更準確的醫療建議。

理論上講，遺傳性致癌因素分為以下兩種：

剎車：也就是無論何種原因導致的癌變，當人體缺失了某種剎車機制，會使這些癌變的細胞一往無前地朝著惡性的路愈走愈遠。這種剎車機制一般被稱為「抑癌基因」。

油門：當人體內某種致癌的油門被踩下時，便會朝著某個癌變的道路走下去。這些油門一般是比較明確的「致癌基因」。

我們要知道的是，如果家裡有過癌症病人，那麼其他親人在他的發病年齡五～十年之前就要開始做系統的體檢。你不能預防癌症的發生，但至少能夠提前發現癌症，讓自己獲得最有效的治療。

04 癌症發生時，有什麼預警症狀嗎？

網上有各式各樣的說法，好像罹癌總有一些先兆，例如「很久不生病就容易得癌」這種無稽之談。首先，不要迷信這些症狀。許多癌症病人在發現時就已經到了疾病晚期，正是因為大部分的癌症在早期是沒有任何症狀的。

有些家屬會哭著說：老爸平時什麼毛病都沒有，連咳嗽都很少有，怎麼會是食道癌晚期呢？是不是我們查錯了。事實上，食道是一類可以舒張的管道器官，一般情況下，就算堵塞了三〇%～五〇%，食物還是可以通過的，不會引起任何哽咽症狀；當食道癌進一步長大，堵塞五〇%～七〇%以後，吃硬的東西才會稍微費勁，但這時，就已經失去了手術的機會。

那麼，有哪些症狀我們需要注意呢？

不明原因的體重減輕

如果體重突然減輕，但是近期並沒有規律的運動、控制飲食等行為，一定要警惕腫瘤的可能性。

大便完，常回頭看看

自己的大便離開了體內，別忘了回頭看看。大便的顏色是否變黑、帶血，是否變細，是否偶爾有腹瀉、便祕交替的情況出現。這都有可能提示你的腸道內長出了新東西。

長期規律性發熱

如果有長期的發熱，最有可能的是肺炎或結核病等感染性疾病。但是，在充分的休息、等待，甚至抗生素治療之後，仍然存在發熱現象，那麼是時候去醫院查一查了。

任何症狀的頻率和強度增加

咳嗽、腰痛、乏力這些症狀的任何一種愈來愈嚴重時，都需要到醫院做一套詳細的體檢。也許早一點發現疾病，就改變了你乃至你的家庭未來的軌跡。

05 癌症的發生將成為常態

二〇二〇年美國最高法院發出公告，金斯伯格（Ruth Bader Ginsburg）大法官因轉移性胰腺癌併發症去世，享年八十七歲。這位一生致力於美國女性平權運動、鐵娘子般的人物離世，讓我想把激烈的中美關係暫時放在一邊，為她的人生默默喝采。

我們似乎總不斷地聽到身邊人罹癌的消息，過去經常是這樣的反應：「啊！他怎麼會……」但王醫生今天要說的是，從癌症的發病率和增長趨勢來看，未來我們很可能把罹癌當作一件更加平常的事情。我們的反應可能會是「哦，他也……是什麼癌？第一次得嗎？」

癌症的發病率沒有顯著變化，但是一生罹癌率在增加。

正常人的癌症發病率大概是每年千分之三，並且這個數字會隨著年齡的增加，在五十歲至七十歲之間達到發病率高峰。以目前的美國人來說，一生的罹癌率大概是男性四〇%，女性三〇%，也就是超過三分之一的人口，一生中至少會罹癌一次。請注意，我說的是罹癌，而不是生命終止於癌症。美國的體檢普及率和體檢意識很高，因此大部分癌症病人也許只是進行了一個簡單的切除手術，就能從此告別這個疾病。

美國曾有個研究，為車禍死亡的老年男性進行屍檢，結果非常驚人，二〇%以上的死者身上都發現了攝護腺（前列腺）癌的存在。這個疾病在老年人中發展非常緩慢，很多人終其一生也沒有因攝護腺癌的轉移去世。如果增加體檢手段，也許罹癌的比例會比現在還要高。

「發達國家的人一生能夠多次罹癌，而中國人通常只能得一次。」這是種很奇怪的觀點，但也是事實。在日本，你會發現很多女性非常長壽，九十多歲不是什麼稀罕事。更重要的是，這些九十多歲的女性當中，相當比例的人一生中都罹癌二次以上。可以回想一下你的親戚朋友有多少人一生能罹癌二次。這代表著日本人更容易罹癌嗎？不是的。人的壽命長是癌症發病的最重要因素，長壽帶來的副作用就是罹癌。其次，日本也是個非常注重體檢的國家，導致很多病人在第一次罹癌時能夠治癒，讓他們獲得「第二次罹癌」的機會。而中國大部分病人第一次罹癌發現時就不是早期，因此生命就終止於第一次，哪還有機會去得第二次？

中國的早期癌症病人比例不超過一五%，絕大多數病人一經檢查出就是中晚期，而且絕大多數病人在發病前一、兩年內都沒有做過系統的體檢。很多家屬最痛苦的是，如果前兩年不是送父母出國旅行，而是花一、兩萬元帶父母做個體檢，該多好。孝心用錯了地方，真是太可惜。

我們無法理解癌症成為常態，正如二十世紀初的人從不期待能活到八十多歲。長壽是社會演化的標誌之一，但同時也帶來太多副產品。日本有本著名的科幻小說《百年法》，講的是人們在未來某個時刻發明了某種神奇的病毒，注射病毒之後，人可以一直活著，不會衰老。導致全日本的人蜂擁而上，注射病毒，結果整個社會的倫理、人際關係、社會運轉受到長壽的巨大威脅。

對我個人而言，長壽不是最重要的，在生命有限的長度內高品質地生活，已經是生命的奇蹟了。與其總認為癌症的發生是千萬分之一不幸、倒楣的分裂失敗的細胞造成，不如換個角度思考，每個細胞億萬級別的ＤＮＡ堿基能夠一個一個地配對成功，每個細胞都逃避掉所有的癌變危機才能順利地正確複製，只要有一步走錯就有可能帶領人走向毀滅的深淵，這些細胞能夠正確地分裂是多麼幸運的一件事情。

我們要逐漸接受罹癌不是什麼末日，只是身體零件出了問題的一種信號，我們可以透過很多方法來修正這些零件。但是對於衰老，目前能做的依然太少。接受衰老和死亡，本身就是每個生命要用一生來修煉的覺悟。

06 「基因檢測」到底要不要做？

王醫生最常被問到的問題就是：「醫生建議我做個基因檢測，但是不便宜，而且要自費，醫生讓我自己決定，說做不做都行。您看我要不要做？」

這是個很複雜的問題，但我們只需問自己三個問題，就能得到屬於自己的答案。

第一個問題：你是正在接受癌症治療的病人嗎？

如果你是正在接受癌症治療的病人，有些特殊的癌症，例如乳腺癌、淋巴瘤、肺癌等，標靶治療是非常有效的治療方法。但是只有癌細胞上面存在相應的基因突變的靶點，標靶治療才能起效，所以基因檢測對這些癌症病人而言十分有必要。

基因檢測有兩種方法。

第一種是ＰＣＲ法（Polymerase Chain Reaction）。相對比較便宜而且健保有給付，缺點是只能檢測幾個常見的位點，例如EGFR。EGFR突變大概占目前肺癌突變率的五～六成，通常來說，只採用ＰＣＲ法檢測EGFR就足夠了。

第二種是次世代基因定序（Next-Generation Sequencing, NGS）。它可以大規模地用一份標本檢測多個基因的突變，甚至能夠檢測組織液和血液裡循環腫瘤細胞的突變。缺點是比較昂貴，全基因組測序大概需要十萬臺幣＊。

第二個問題：你有以下這些情況嗎？若有可以考慮次世代基因定序法。

一、常規的基因檢測沒有發現突變，但有治療意願和經濟基礎，想看是否存在罕見的突變位點。

二、進行標靶治療之後出現抗藥性（耐藥性），進行基因檢測可探查有無抗藥基因突變的出現，看是否有可能進行標靶治療藥物的更換。

三、經濟狀況無虞，希望知道目前所有可能的基因突變位點，一步到位。

我認為大部分病人進行PCR法基因檢測就夠了，有需要的情況下再逐步進行更多、更深入的檢測，這樣並不會耽誤治療的時間。

第三個問題：有癌症家族史嗎？

理論上講，有家族史的人罹癌的風險更高。假如你不是病人，目前身體無恙，但希望用基因檢測的方法來判斷自己是否屬於癌症高發族群，這樣的情況下也可以用基因檢測來評估罹癌的風險。

現有的基因檢測，大部分人得到的報告上會寫：你患結腸癌的概率比正常人高二〇%，患肺癌的概率比正常人高三〇%等。王醫生建議你，如果風險不超過二～三倍，大可不必在意，畢竟也無法做什麼來改變。另外，正常人的罹癌概率大概是千分之四，增加二〇%也就是從千分之四變成千分之四・八，對個人來說差別並不大。但如果風險超過二～三倍，就需要增加體檢的頻率和深度了。舉個例子，假如基因檢測提示你患結腸癌的風險比正常人高五倍，那麼你需要從四十五歲開始每五年進行一次腸鏡檢查，不要存有僥倖心理。而如果你的家人是四十五歲患結腸癌，你就需要從

＊編註：健保署已召開專家會議討論肺癌、乳癌等癌症可能被列入第一波「次世代基因定序」給付對象，最快二〇二四年第二季實施。

三十五歲開始進行腸鏡檢查，以便能夠在早期就把癌症扼殺在搖籃裡。

07 癌症能治癒嗎？

這個問題，無數人問過。這裡要給大家介紹一個概念——五年生存率。

Q：什麼叫五年生存率？我們家長輩的肺癌是IA期，我在網上查它的五年生存率是九〇%，是說最多只能多活五年嗎？

A：不是的，五年生存率是我們客觀地評價腫瘤治癒率的方法。無論如何，醫生總要拿出一個指標來評價腫瘤治好的機率有多大，所以科學家們想來想去，覺得能活到五年的概率是最好的指標。

Q：為什麼是五年？

A：因為科學家們發現，當病人切除腫瘤活到五年之後，再因腫瘤復發轉移而去世的機率就大大降低了，可以說只要手術後能活五年，大部分人這一輩子再也不會有同一種腫瘤的煩惱了。

Q：為什麼不是以十年做為標準呢？如果能活過十年，是不是意味著未來更加不會得腫瘤了？

A：您理解得很對，現在一些治癒率很高的腫瘤，例如乳腺癌，開始將十年生存率做為判斷腫瘤治癒率的標準。這是因為五年生存率，各個分期幾乎都趨近於九〇%以上。但是我們依然願意用五年的原因是要給病人信心，就像爬山時，我們告訴他，還有一公里就要登頂了！讓病人心存希望，才會更有動力、更有信心地走下去，而不是從一開始就飽受煎熬，心想什麼時候才能熬過十年呢？

Q：五年之後，病人還需要再複查嗎？

A：仍然需要，我們認為腫瘤病人再次得同種腫瘤，或者得其他腫瘤的風險還是比常人要高一些，因此腫瘤病人要進行體檢，盡早發現疾病。任何疾病在早期都有很多辦法可以處理，而一旦讓癌細胞脫離控制，就會讓治療陷入十分被動的境地。

Q：也就是說，癌症真的是可以治癒的？

A：那當然。對於能做手術的人來說，他們有相當大的機會可以告別肺癌，而對於部分晚期病人來說，用現在先進的標靶藥物依然有人把腫瘤活生生地吃藥吃沒了。這些都不是醫生糊弄人的，是我做了這麼多年醫生，一個一個病人地看過來，一個一個親眼所見的事實。

Q：那我就告訴長輩，他有九〇％的機會可以治癒這個疾病就好了。

A：不，千萬不要這麼說。健康人有時無法理解腫瘤病人內心那份恐懼，有病人私下告訴我，哪怕他只有五％的機率復發，夜深人靜時，總會想自己是不是就是那個不幸的五％。每次複查時，都提心吊膽地認為自己這次可能在劫難逃。其實只要和病人說：「媽媽，醫生說您已經治癒了，我們以後定期複查是為了讓醫生看看我們恢復得如何。」這就夠了。數字的事情不要多提，它容易讓病人敏感。

五年生存率

手術是唯一能夠談論五年生存率的治療方式。但是為什麼網上會有很多反對意見呢？例如，有些病人家屬說：「花了一、兩百萬，結果把人治死了！」

確實，手術有很高的風險，我們外科醫生形容其為鯉魚躍龍門，躍過這個坎可能會有一片明朗的未來，也有很少一部分病人會因手術各種併發症出現危險，這是醫生最不願意看到的。但是這種風險多數情況下是可控的，無論是出血還是感染，大型醫院都會做比較全面的準備，我們最擔心的是一些機構誇大了手術的風險，病人家屬被誤導，導致不肯接受手術而選擇去吃那些奇怪的保健品，最終耽誤了手術的時機。

人就是這樣一種奇怪的動物，我們不會因為知道得愈多而恐懼愈少，反而會因為懂得愈多愈發害怕。有時會奉勸我的病人和家屬，難得糊塗！保持寧靜的內心幸福地生活，才能活成最希望的樣子。癌症是可以治癒的，但更需要被治癒的是我們被「癌症」這個詞打擊的心靈。不要因為得了癌症就放棄自己，要把生活本來的樣子努力活出來，重獲新生時可以自豪地說：「我『得過』癌症，而且戰勝了它！」

08 女性肺癌病人愈來愈多，原因是你想不到的

對於癌症病人族群的特徵變化，做為醫生，我有些與眾不同的感受。比如讀醫學院（包括實習）時，我們所看到的肺癌病人大多數是男性。這些人通常是多年菸齡的「老菸槍」，手術時，會看到他們的肺已經被熏成了焦黑色，而腫瘤大多數在氣管開口處長成菜花的模樣，非常可怕。

但是這些年來，我們發現女性肺癌病人愈來愈多。她們通常沒有吸菸史，肺部的顏色也很粉嫩，裡面的結節大多是非常小的病灶，切除之後效果極好，甚至絕大多數病人都不會再出現復發或轉移的情況。

為什麼肺癌愈來愈喜歡攻擊女性呢？我接下來從女性患肺癌的三種高發原因來進行解釋。

排名第3位：你想不到的廚房油煙

很多人都覺得PM2.5是癌症的罪魁禍首，但從數據上看，PM2.5的濃度持續升高不會帶來肺癌風險的進一步累積。大量數據表明，廚房油煙也許才是女性患肺癌的重要原因。廚房油煙中含有很多食物油炸之後的產物，這些蛋白質和纖維素的廢物中包含很多致癌物質。正常的情況下，這些廢物致癌的可能性較低，但是日積月累，致癌的風險也會逐步增加。

女性之所以受到廚房油煙的傷害如此之大，也是因為她們在烹飪時常常不打開抽油煙機。這種

行為往往是因為很多女性要獨自照顧孩子，打開抽油煙機的巨大聲響會讓她們無法及時觀測到孩子的動靜。比如在日本，就有相當一部分女性癌症病人是肺癌。與日本同處東亞，生活習慣非常相似的我們，在生活水準發展到相近水準時，也可能出現同樣的問題。

排名第2位：不只是可怕的二手菸

二手菸是眾所周知的致癌因素，對女性來說更是最常見的肺癌原因之一。菸草中含有焦油和尼古丁是公認的致癌物質，菸草也早已被世界衛生組織列為一類致癌物。不抽菸的女性病人的肺對這些有害物質往往更加敏感，同樣的有害情況下更容易發生癌變。

不只是可怕的二手菸，很少有人知道的三手菸同樣是需要注意的問題。三手菸主要指菸草燃燒之後，有害物質附著在沙發、衣物等上面，它會對人體造成持續的損害。這些濃度很低的致癌物質對於吸菸的男性可以說是蝨子多了不怕癢，對人體致癌所增加的風險可以被忽略，但是對於女性和孩子來說，日積月累被損害也是一件非常可怕的事情。

排名第1位：壽命延長，體檢意識增強

這是最主要的原因，它對女性肺癌的貢獻遠遠多過另外兩種。究其本質，癌症屬於老年疾病，和高血壓、糖尿病、冠心病一樣，屬於人類常見的死亡原因，是組織細胞老化之後的病理反應。

肺部做為人體內非常龐大且重要的器官，長期處於各種空氣的浸潤之下，無數次呼吸會對肺部進行持續的損害。當人類的壽命延長到八十歲以上時，終有一處的肺上皮細胞會發生變異，最終成為肺癌。

不幸之中仍有萬幸，目前女性的肺癌雖然愈來愈多，但大多數病人得的都是腺癌，而且多在早期，治療效果非常好。因此，女性朋友們不用過於擔心，注意做好定期體檢，保護好自己的肺健康就可以了。

09 三分鐘看懂病理報告的祕訣

病理報告通常是由醫生來解讀，但病人和家屬同樣能從中讀到不少資訊，今天我們就從報告中常見的三個部分來快速看懂你的病理報告。

首先來看一份常見的病理報告，見下圖：

各地各級醫院病理報告版式、細節可能略微不同，但基本都包括以下三點：一、肉眼評估；二、顯微鏡檢驗結果；三、病理診斷。其中肉眼評估和病理診斷能夠提供給病人最

臨床診斷	
採檢部位：左下肺葉	**來源：**切片
肉眼評估：左下肺葉切片標本：肺葉大小 21*7.5*3.5cm，支氣管斷端直徑 1.5cm，距支氣管切緣 3cm，胸膜下見一腫塊，大小約 2*1.3*1cm。	
顯微鏡檢驗結果：腫瘤緊鄰肺胸膜，可見氣腔播散，小脈管內查見癌栓，未見明確神經累犯。	
病理診斷：（左肺下葉）浸潤性腺癌，腺泡為主型（腺泡占 50%，乳頭 30%，微乳頭 15%，貼壁 5%），腫瘤大小 2*1.3*1cm，緊鄰肺胸膜，可見氣腔播散，小脈管內查見癌栓，未見明確神經累犯。 支氣管切緣未見癌累及。 肺門淋巴結未見癌轉移（0/5）。 免疫化結果：AE1/AE3（＋），CK7（＋），TTF-1（＋），Napsin-A（＋），P63（－），P53（＋），Ki67（10%＋），EGFR（＋）。	

多資訊，看報告時主要把握這些重點。

一、肉眼評估

顧名思義就是病理醫生單純用肉眼看見的部分，沒有借助顯微鏡。

在這個部分，我們能看到並掌握的資訊有：

①切除的肺葉以及腫物的大小（公分）。

②標本含有多少件。

這些數字標注的是這次病理活檢總共有多少件標本（病變部分以及清掃的淋巴結等），數量會和醫生的手術記錄以及護理師的手術記錄吻合，保證手術安全。

③腫瘤的位置。

④腫瘤是否侵犯其他器官。

由於病理醫生需要在這些肉眼看上去像「腫瘤」的部分取材用顯微鏡觀察，因此取材這部分很關鍵。如果取的不是腫瘤的部位，後期用顯微鏡看不到瘤子，就有可能出現誤診的情況。

二、顯微鏡檢驗結果

用肉眼看罷，當然也要用顯微鏡再看。這部分的資訊對病人來說意義不大，但在醫生眼裡就是「呈堂證供」了。

「顯微鏡檢驗結果」顯示在報告上一般是一張彩色圖片。

三、病理診斷

這部分資訊較多，病人能看懂並得到的資訊更多，主要分為幾個方面：

①確認腫瘤的生長方式，或叫病理亞型。檢查結果醫生會向我們進一步解釋。一般來說，貼壁型、腺泡和乳頭型預後較好，而微乳頭、實性型預後略差＊。

②確認是否有累及胸膜或稱為胸膜侵犯／牽連。如果有侵犯，分期可能會從T1升級到T2（第一章第四節詳細解說），但大家不要擔心，這不是轉移或晚期的意思。

③確認是否有癌栓或神經侵犯。如果有癌栓和神經侵犯，意味著腫瘤已經開始有微觀下向外侵犯的傾向了，預後相對較差，建議去胸腔內科進一步治療，例如輔助化療。

④確認淋巴結部位是否轉移。肺部淋巴結做為肺癌的防禦哨所，如果有若干侵犯，意味著這裡已經被攻破，疾病分期也會隨著淋巴結侵犯而升高。如果淋巴結有侵犯，除了手術外，可能還需要輔助化療或放療，但不意味著就是肺癌晚期。

⑤確認支氣管、血管是否切乾淨了，是否有殘留。如果未見癌，那說明切得很乾淨；如果有殘

＊根據國際肺癌研究協會／美國胸科協會／歐洲的呼吸病學會的分類，將浸潤性腺癌分為貼壁生長為主型（LPA）、乳頭狀或腺泡為主型（PA）、實性或微乳頭為主型（SM）。

留，則可能需要進一步化療或放療。

⑥有時病理醫生還會給出一個分期，該分期供參考，病人的最終分期一般以出院診斷報告第一頁為準，後續的治療方式也會以此做主要參照。

⑦免疫組化結果。對於肺癌病人來說，目前最有意義的就是看ＡＬＫ的陰性或陽性結果，如果為陽性，則顯示之後的治療可以使用ＡＬＫ標靶藥物。

病理報告與後續治療息息相關，但無論是哪一種結果，相信醫生都有足夠的經驗與你共同面對。

病理分期的價值

手術到底有多少比例能夠治癒腫瘤，最關鍵的是看手術後的病理分期。

你知道手術後的標本會怎麼處理嗎？它們不是被扔掉，而是送到叫做病理科的地方，進行病理檢測。病理檢測有兩個目的：一是明確病變的性質，是什麼癌，具體是什麼分型，有沒有會導致復發的高危險因素；二是明確病變的分期，是早期、中期還是偏晚期。

有些朋友會問：手術前不是已經知道分期了嗎？那個實際上叫做臨床分期，而病理分期才是最終的金標準。只有在顯微鏡底下，才能看到病變具體的浸潤深度，我們在手術中清掃的淋巴結到底有沒有癌細胞轉移。

現在手術結束之後，我們已經不像以前一樣拿著盆子裝著腫瘤去給家屬看，而是給家屬看一下手術中標本的照片。其實這些對於家屬來說都不重要，家屬只要關注手術後大概一～二週時間出的病理報告，看看腫瘤有沒有切除乾淨，未來要不要做鞏固的放療、化療，病人預期的治癒率是多少，基本就一目瞭然了。

10 中藥到底能不能治療腫瘤？

不誇張地說，中醫藥在許多病人心目中有著十分重要的地位。門診的病人當中，約有一半的病人會問能不能吃點中藥。

中醫理解的腫瘤雖然歷史也很悠久，但大多數是體表的腫物，《諸病源候論》記載：

瘤者，皮肉中忽腫起，初梅李大，漸長大，不痛不癢……

這段話是說腫瘤是逐漸長大的，沒有痛癢症狀，經過較長時間以後，可能長得很大，不能消退。

另外，中醫學對乳癌的論述，歷代的資料也有很多，例如一六一七年《外科正宗》對乳癌的描述尤其具體，書中說乳癌起初像豆子、棋子大小時，可能兩、三年沒有痛癢；漸漸長大以後出現持續性疼痛；再發展時好像許多栗子堆在一起，患病部位會逐漸變色、潰爛、發臭，凹陷的部位像岩穴，凸起的部位像蓮子；以後甚至發生鑽心一樣的疼痛。到身體出現衰竭時，就很難治好了。

這說明在古代，人們也能認識到一部分腫瘤的存在，但通常是以容易發現的體表腫物為主，畢竟那個時代缺乏對人體內部臟器的認識。由於麻醉的能力有限，因此對「手術切除」做得並不多。此外，對於一些抽象的「腫瘤」也沒法理解，如白血病這類全身彌漫生長卻沒有實體成分的腫瘤記載極少。

中醫真正治療腫瘤的經驗其實並不多，大多數還是以緩解症狀為主，例如腫瘤導致便血，那麼透過雲南白藥、炭灰這些藥物止血；又例如腫瘤導致腸梗阻，透過一些通便藥物似乎能一定程度上緩解這些症狀等。但實際上要透過藥物根治腫瘤，對於中醫來說，似乎不是一件得心應手、經驗豐富的工作。

因此總體來說，中藥治療腫瘤的歷史，真正正經、有系統地進行並透過病人「到底能不能活得更久」這件事來判斷，而不是透過「是不是吃完了藥更舒服」來判斷是不是治療有效，可能並沒有幾十年時間。因此用中醫幾千年積累來形容它對腫瘤的對抗作用是不科學的。

我治療過很多中醫學者，他們自己甚至家人都是中醫出身，但如果得了肺癌，通常首先選擇看西醫。為什麼呢？因為他們也沒見過用中藥治癒腫瘤的案例，即使有，可能是大家茶餘飯後的談資。

誰也不願意拿自己的生命去經歷別人的個案，還是期望有更好的治療方法；特別是當你知道手術存在九〇%治癒率時，就不會貿然選擇吃中藥治療了吧？

畢竟，活著就是硬道理！

假設經過治療之後，一個病人可以五年、十年甚至一輩子活著，這個治療方法就是有效的。如果發現有一種新的治療方法可以讓病人有機會多活半年，那麼新的治療方法就可以取代之前的方法，這就是醫療的進步。我們總需要拿一種指標來衡量治療的價值，對於腫瘤，也就是癌症來說，生存就是第一要義！

看了這麼多病人，我甚至見過做了二個週期化療，把晚期的瘤子化沒了的病例；也見過全肺轉移的病人吃標靶藥把腫瘤吃沒了。儘管這兩種機率沒有想像的那麼多，但我都親眼見過。行醫這麼多年以來，我從來沒有見過明確的惡性腫瘤沒有經過任何西醫治療而單純靠吃中藥吃沒的。

11 為什麼說手術是治癒腫瘤的機會？

我做住院醫生時還在跟主任的門診，有次發生的事情印象很深。你知道，外科門診和內科門診不太一樣，外科門診的目的就是要把那些能做手術的病人篩選出來。那次，一個病人家屬立馬跪下磕頭求主任做手術，但是他家人的病期很晚了，再怎麼求我們也沒有辦法做。他剛悲傷地離開，後面一個病人病期很早，我們建議手術，但是病人問：「啊，還需要開刀啊？」問能不能吃藥、不開刀，還說鄰居就是醫生，他說可以不用手術，吃吃藥結節就能消掉。我們真是哭笑不得，病人出去之後我和主任感慨說：「人的命真是不一樣，有人想開刀還開不了，有人明明能開刀卻對醫生不信任。」

為什麼說手術是治癒腫瘤唯一的機會呢？

大家都了解，癌細胞是可以不斷演化的，我們用的任何治療，比如化療、放療、標靶治療等，都可能殺滅大部分的癌細胞，但是總有一些會頑強地活下來，再不停地分裂，最終活下來的癌細胞都會出現一定的抗藥性。

大部分民眾都知道，癌症早期只要把它完整地切掉，就有治癒的機會，這一點已經被多數民眾接受了。我對這一點也有深刻的體會。我們有一些地方醫院的支援任務，發現地方醫院的癌症治療是十分落後的，觀念更是陳舊。支援最開始的一、兩年，可能一、兩週才有一臺手術可以做，但是過了兩、三年之後，那些活著的病人就是我們最好的口碑，一傳十，十傳百，現在每週做手術的至少有十幾個人。

除了手術之外，其他治療同樣重要，雖然能治癒的人極少，但是化療、放療等，能夠把不能手術的病人轉化為能夠手術的病人。我們手術後會複查每個病人切除之後的病理結果。

有次我發現一個食道癌化療後的病人，術後病理報告顯示是CR，也就是complete remission（完全緩解），他化療前的食道腫瘤有四、五公分長，但是化療後發現腫瘤都消失了，被化療打沒了，我們再把這個腫瘤的殘根去除就好了。這個病人我一直隨訪，到現在八年多了，還活得好好的。

你能想到的，醫生都已經想過了，但是手術治療畢竟只是一種治療方式，風險更高，獲益更高而已。

祝福每個病人術後都能夠平安康復。

第二節 該如何獲取醫療知識和資訊？

網路就是這樣神奇的東西，你總覺得網路是一大群人的集合體，可以在上面獲取億萬的資訊，好像真的拿到了哆啦A夢的任意門，想去哪裡就去哪裡，想看什麼就看什麼。然而在我看來，網路愈來愈像一個人，沒錯，只是一個人而已，因為病人最常說的那句「我看網上說……」，那個「網上」說的都特別的一致。

病人：「醫生，我聽說這個標靶藥不能這麼吃，應該……」

我：「是不是要三種岔開吃？不要等抗藥之後再換藥，要一直換著吃才不容易抗藥？」

病人：「醫生你怎麼知道？」

我：「網上說的啊。」

病人：「醫生，你看我這四、五年沒有感冒過了，我……」
我：「你是不是還經常四、五點鐘早醒？」
病人：「對對，您也知道啊，網上都說這是肺癌的先兆。」
我：「沒錯，我也聽『網上』這麼說的。」
在我看來，網路不只充斥著一大堆謠言，更可怕的是，如果不加阻攔，一條謠言可以永遠傳播下去，而我們之所以做科普，就是要盡可能中斷它的傳播，才有可能挽救一個人。

01 為什麼現代人知識水準高了，但是被騙的反而更多？

在過去，醫生是病人獲取資訊的唯一來源，當你家人生病時，你會問：「醫生怎麼說？」但現在已經完全不是這樣了，特別是很多年輕、有知識儲備和求知能力的病人家屬群體，他們對於知識有著更高的需求。但是，必須承認隔行如隔山，同樣做為醫生，不是我這個專業的疾病，我也需要先說一句：「別著急，等我問問這個專業的醫生。」並不是說你是博士，或者懂一些英文，就一定可以解讀完全陌生的醫學領域。

有天，我一大早被一條驚人的推送訊息叫醒，題目叫做「《*Science*》子刊：壓力可啟動癌細胞，請輕鬆生活」。我就想難道真的有證據證明之前的無稽之談了？趕緊點開看了看，才發現真相原來如此讓人無語。我們不用惡意去揣度其他人的用心，試著用善意去理解這一切。因為這篇頂級期刊《*Science*》子刊原文的題目是：〈Chronic stress hormones may promote resistance to EGFR inhibitors in lung cancer patients〉。學過醫學的朋友們可能知道，stress 在醫學課本中被翻譯成「應激」而非「壓力」。應激的範疇更廣泛一些，也就是我們講的「大喜大悲」這兩個極端都算；而壓力只代表負面的方面，而且只是一小部分。

這篇科普推文的作者把所有的 stress 全部翻譯成「壓力」之後，再用各種實驗來解釋。例如壓力可以導致壓力分子 IL-6 的增加，從而刺激癌變等。最可怕的是，這篇文章的題目中還加了一句文章根本沒提到的事情，就是「請輕鬆生活」。

科學是嚴謹的，原文只提到這是一個實驗，實驗證明了慢性的應激可以使 IL-6 增加，IL-6 會促進癌變，但並不能得到一個肯定的結論說慢性的應激可以促進癌變。慢性應激如何在臨床上界定，如何緩解才有效，這些話題都需要後續用更確切的臨床試驗去驗證，都不是這篇文章能夠被解讀出來的。

我有天看到同事瘋狂吃花椰菜，一問才知道，網上說吃花椰菜可以治療哮喘。我去美國醫學文摘數據庫上查了兩個多小時，搜索了幾十篇高分的文章。什麼和什麼啊！人家只是在做研究，說花椰菜產生蘿蔔硫素（Sulforaphane），蘿蔔硫素是個好東西，能緩解哮喘，於是網上便開始流傳說花椰菜能治療哮喘，答案如出一轍，始作俑者早不知去向。

但是這個研究有個根本的邏輯需要我們理解，好東西裡的好東西未必能夠達到好效果啊！吃多少花椰菜才能達到合適的劑量？多吃會不會有不好的影響？這些基礎研究只能提供一種可能性，最終還是要回歸臨床試驗中才有機會去證實。

而二〇一六年九月發表在《*J Allergy Clin Immunol Pract*》的隨機對照研究就給了我們一份非常準確的答卷。所謂隨機對照研究，就是一部分人吃花椰菜，另一部分人吃苜蓿芽（做為對照組），最後發現兩組人之間的呼吸道敏感性，毫無差別！

網上的資訊就是利用資訊不對等，在你沒有時間和能力去了解全方位資訊時，只給你看一部分資訊來誤導。這不是你的問題，卻是需要時刻警惕的陷阱。著名的癌症科普大神菠蘿（李治中）在一席演講中提到我們都是兼職做科普，但有人是全職在傳播偽科學呀！

02 即使是正確的、合理的資訊也容易被以誇大的方式解讀

近日央視新聞報導，中國第一臺自主研發的加速器硼中子俘獲治療實驗裝置，在中國科學院高能物理研究所東莞分部誕生，這個裝備採用的療法在國際上被稱為BNCT，是目前最先進的癌症治療手段之一。

新聞稱癌症病人將迎來「第五療法」，繼化療、放療、標靶、免疫治療之後的新一代治療，俘獲治療。

俘獲治療的原理是先用注射的方式，讓注射液裡的硼特異性地與癌組織結合，之後再採用高能量的粒子射線選擇性地殺傷攜帶有硼中子的癌細胞。簡單說就像《阿里巴巴與四十大盜》裡的方式，給每個癌細胞做上標記，高能量的粒子射線就會聚焦在腫瘤的部分，而不會傷害到正常的細胞。

看起來，這的確是一種革命性的治療方式。但是今天王醫生要和你冷靜分析一下，這確實是中國醫療的突破性進展，但先別高興得太早，目前該治療的適應症仍是不可切除的晚期癌症。

按照歐洲神經腫瘤學會（EANO）、美國國立綜合癌症網絡（NCCN）以及中國的中樞神經系統腫瘤治療規範，手術切除腫瘤一直是一線治療手段。理論上，安全且精準的硼中子俘獲療法（BNCT）從當前的臨床試驗到廣泛普及甚至取代手術成為一線治療方案，可能還有很長的路要走。

對於晚期癌症病人來說，化療、標靶治療都會出現抗藥的可能性，放射治療同樣也會。經過大劑量照射之後，大部分癌細胞會被殺死，但是依然有一小部分對射線存在抵抗性的癌細胞存活下來，而接下來再進行照射，效果就會不明顯。另外，人的正常組織接受的照射劑量存在上限，不可能無休止地照射。

所謂的「第五療法」，其實可以看作是放療的一個增敏過程。在我們看來，BNCT的本質還是放療，只是能夠透過注射液的增敏效果，讓放射線有選擇性地結合到腫瘤組織上，而非正常組織上。這是放療的進步之一，能夠大大降低無效照射和正常組織損傷的問題。然而，放療終究是放療，它能夠殺傷腫瘤細胞，也大概率無法殺傷所有腫瘤細胞。若說它是一種和標靶、免疫並列的「第五療法」，我個人對這個說法並不認同。

放療有很多種，包括現在非常熱門的「重離子放療」在內，其實都是放療的一種類型，只不過是選擇照射的方式、選擇進行照射的粒子不同而已，因此存在一些細微的差別。但本質是不變的，也不會革命性地提高生存率，達到很多新聞和行銷平臺所謂的「根治腫瘤特效療法」的作用。

「第五療法」應該如何選擇？在目前來看，BNCT 如果要走入《NCCN 指南》推薦，還有非常長的路要走。首先要進行各類臨床試驗確定其有效性，並且要和傳統的治療，例如手術、化療、放療等進行對比，這才是科學的態度。

我們都希望這個療法真正能成為突破性的「第五療法」，但是一線醫生從來不敢給病人虛高的期待值，我們可以安慰病人，告訴他沒關係，但是不可以告訴他一定會治好。給病人虛高的心理預期，無異於你知道前方是萬丈深淵，還給病人加油、鼓舞，然後你站在原地看著他滿懷希望地向深淵飛馳而去。醫生也許偶爾會這樣做，但不可能一生都這樣做，因為他過不去心裡那一關。

但是行銷平臺和科普ＫＯＬ（Key Opinion Leader，意見領袖）完全不在乎，流量就是正義，他們只看見完成了營業指標之後帳上多了幾個數字，但是永遠聽不到、也不想聽到那些來自遠方的哭聲。

03 嘲笑被謠言欺騙的人時，你知道他們內心有多絕望嗎？

有陣子網上盛行一種療法，叫做「量子治療」，說起來確實非常可笑，就是父母替孩子接受治療，身上扎滿了針，希望孩子的病能好，大概是認為量子可以「躍遷」，於是希望疾病能夠躍遷到自己身上，或者希望療效能夠躍遷到孩子身上。

這種治療，或者說這種美好的願望自古就有。封建迷信的時代，很多人會給寺廟捐個門檻，意圖是讓門檻受千人踢、萬人踩，替自己受過。量子治療內在的邏輯大概也是這樣，人們認為世間的罪孽一定存在某種守恆，如果自己能夠多承受一些，或許孩子就能夠少承受一些。彷彿是世間某種不成文的定律。

很多人對此嗤之以鼻，指著這些父母嘲笑，但我真的不建議這樣做。你之所以覺得他們傻，是因為沒見過真正絕望的父母。我至今無法忘記，剛畢業做醫生的那段時間，曾有個父親想讓我教他怎麼用「安樂死」來殺死自己的孩子……

他透過我的朋友聯繫到我，總愛找我聊聊。他說自己的孩子有自閉症，我明確表示自閉症不是我的執業範疇，他說不要緊，就是覺得我比較能讓人信任。一段時間的閒聊之後，我不只知道他是個自閉症男孩的父親，更了解到他對自閉症廣告和公益宣傳的憤怒。他對鋪天蓋地地說「自閉症是能畫畫的天才」的宣傳深惡痛絕，因為切身經歷告訴他，眼見為實的那些絕望的爸爸、媽媽的眼神告訴他——那些來自星星的所謂「天才」，只不過寥寥幾人，大部分自閉孩子每天都在恐懼甚至絕望的哀嚎中度過，而同樣也在恐懼和哀嚎著的，還有他們的父母。

聊到一定程度時，他竟然開始向我討教，如何才能讓自己的孩子平靜地離開這個世界，因為他下不去手，又不忍心看著孩子這麼痛苦，家人這麼痛苦……他寧可因此去坐牢，因為實在忍不下去了……

看著這個高大的男人蹲在我跟前抱頭痛哭，最終我還是說了聲「抱歉」。職業操守不允許我這樣做，即使他已經是我的朋友；良知更不允許我這樣做，即使對他們來說是為了幫助這個孩子解脫，但對我而言仍是一次殺害。

但從那時開始，我真心體會到有「不治之症」孩子的家庭，家長的無奈和悲痛是無法言說的。你真的覺得那些採用封針療法或者量子治療的家長都傻嗎？並不全是，他們只是真的絕望了而已。

所有難以治療的疾病都是偽科學和謠言最好的溫床。所謂量子治療，意思是給家長扎針，孩子的病就能好。而封針治療，則是家長按住孩子，在孩子身上扎無數針眼的所謂針灸治療。我們總覺得這些都是騙人的；但又希望這個童話是真的……這就是病兒家長最真實的感受。

當了父母才知道，孩子哭著來到這個世界上，卻每天為家庭帶來無數的歡樂。當孩子出現意外時，隨之而來的是加倍的傷害，笑時有多開心，哭時就有多絕望，整個家庭都會隨之崩潰。我從來不去嘲笑這些家長「腦殘」或「智障」，只能在看到這些新聞感到無奈的同時，暗自同情這些家長。他們真正的錯誤是貪心，不想相信醫生所說的那些事實——

「這個病其實沒什麼好的治療方法了……」

「腦癱、自閉症等，只有一小部分治癒的機會……」

「我們確實沒有什麼辦法了……」

但這些病兒家長會有一種幻想，總能做點什麼來讓這一切變好。從另一方面來說，那些傳播偽科學的人，良心是真的壞。這世上最大的惡就是利用人們最絕望時的求生心理，賺這些最絕望的人的錢。希望監管部門能逐漸清洗這些偽科學的機構，希望更多父母擦亮自己的雙眼，對醫生多一些信任。

04 你適合接受怎樣的資訊？

二〇二〇年初的新冠疫情是一場全世界的災難，直到我寫下這段文字為止，多數國家雖已早早脫離了疫情蔓延的汪洋大海，但世界各處還是以每天幾十萬病人的速度在增加著。雖然生活已經基本回到正軌，但是新聞中仍經常提醒著疫情的存在，也時刻提醒著我們，二〇二〇年初，在全世界的網路上所帶來的焦慮。

那段時間，每個人都宅在家裡刷手機，每個群組、每個平臺討論的熱點都是疫情，我們非常關注疫情狀況，關注每天的新增病例人數，關注身邊是否有人隔離。每個疫情相關的消息都觸動著每個人敏感的神經。而現今回頭看看，我們到底信了多少謠言。

我記得很清楚，有個社群截圖在各個群組裡傳得火熱，也就是「瑞德西韋（Remdesivir）」剛用上臨床一、兩個星期時，截圖上稱這個藥物已經有效了，ICU的病人全都好了。當時一石激起千層浪，連從來不信任何網路截圖的我，都趕忙去向中日友好醫院的同學求證，但是相關科室的同學一臉茫然，因為他們根本沒有聽到類似的消息。

比這個更可笑的要屬雙黃連了。因知名媒體一句隨意的訊息發布，許多人都上街購買雙黃連，不但雙黃連斷貨了，就連雙黃蓮蓉月餅都斷貨了。

大部分人蜂擁而上時，卻始終有一小部分人能夠冷靜地分析、求證。這是為什麼呢？因為人與人的思維模式還是存在一些差別的。從聊天方式上就能看到，有些人是贊同優先，就是先認同別人的觀點，再表達自己的想法。而有些人則是槓精體質（抬槓上癮），就是無論你說什麼，即使和他的觀點一致，也會找出不一致的點來否定你，然後再表達自己的觀點。所以，遇到同一個資訊時，有些人會焦慮，有些人會不在乎，都是因為處理資訊的方式不同。要知道自己適合接收怎樣的資訊，要先判斷自己是個怎樣的人。

從眾型人格

這樣的人通常會選擇「隨大流」，但沒有人會承認自己是這種人，因為看起來似乎沒有主見。但是「從眾」其實是個中性詞彙，並沒有褒貶，只是說這類人更喜歡跟隨大眾的選擇，這樣的選擇「不會錯」，即使錯了，他也會認為「大家都這樣，又不止我一個人」。如果你經常這樣想，那麼可以認為自己是從眾型人格。

這樣的讀者朋友，我最不建議使用 Yahoo、Google 之類的搜尋引擎，更不建議使用 TikTok、抖音來學習知識。很簡單，你會被自己的焦慮淹沒。我見過一位最抓狂的病人，她到醫院時幾乎已經崩潰了，每句話的開頭都是「網上說」、「Google 說」……但她聽不進去醫生說的任何一個字，似乎她來醫院不是來看病的，而是來求證網上的資訊是不是可靠。

這樣個性的讀者朋友，我真的請你們稍微克制，寧可不查，也不要一個勁地查個沒完。我建議這類朋友可以選擇更加封閉一些的ＫＯＬ體系，或者關注一些知名科普達人的帳號。

這有什麼好處呢？和自己漫無目的地在網上搜索有什麼差別呢？在於資訊的選擇。每個平臺都有自己的篩選能力和調性，它們的篩選比一般人要更強一些，不但會考查KOL的創作能力，更會關注他的資質和專業性。因此，平臺選出來的KOL所表達的觀點，在我看來，絕大多數是正確的，即使有錯誤，也是受限於當時的科學技術發展水準。

所以，你只要選擇一家平臺來深度閱讀就好了。一定要記住這句話，資訊不是愈多愈好，而是愈精準、愈適用於你，才是愈好的。

模仿型人格

我來解釋一下模仿型人格與從眾型人格的差別。從眾型人格是看大家都在做什麼，我就去做什麼，而模仿型人格會願意選擇相信一個成功的案例。

我的岳母曾經罹癌，手術結束後，我就給她打了預防針，告訴她不管這時街坊鄰居來說什麼，只要是對病情指手畫腳的，就當作沒聽見，然後轉移話題，如果對方執意要說，就送客。

為什麼我會對這件事情的態度這麼強硬呢？我們且看接下來發生的事情，這是發生在九〇%以上家庭中的故事。眾所周知我家有癌症病人，即使打了預防針，讓所有家人警惕那些「親戚」，我最擔心的事情還是發生了——一個親戚來做客，三句話不到就開始切入主題。「你這個不化療不行吶，我那個鄰居當時沒化療，第一年做的手術，第二年就復發了，那人馬上就沒了啊。」岳母事先聽了我的勸，沒有太把她說的當回事，也沒留她吃午飯就送客了。我們得知此事十分氣憤，因為大家都能感受病人的心情多少受到了影響，那幾天晚上都沒有睡好，白天也沒有精神，食欲下降了很多。

我的岳母就是模仿型人格。說是模仿，換句話說就是耳根子軟，不管網上怎麼說、醫生怎麼說，都不如身邊一個街坊或親戚說的有用。對她來說，講道理她是很難聽懂的，即使聽懂了，也不如親眼看見一個活生生的例子來得信服。身邊的人如果得的是和她差不多的病，這個人是怎麼治的，怎麼好的，就是她唯一的信仰了。針對這樣的病人，首先要盡可能遮罩他的一切不可靠的資訊來源。只因自己道聽塗說，就「看似好心」地給別人建議，擺出一副久病成醫的姿態，這些人有時即使心是好的，做的惡也可稱得上是個壞人了。

病人家屬大多數是懂了一點就認為自己知道的是真理。但真理是個概率，如果你和醫生看到的東西一樣多，也許就不敢那樣篤定地給出答案了。大多數人都說癌症病人如果不化療就會復發，如果按照這個邏輯，就該建議所有病人都去化療。但你知道化療有併發症嗎？你知道化療也會死人嗎？正所謂無知者無畏，在這一行做久了的醫生都感覺如履薄冰、步步驚心，做為只是一知半解的街坊，你哪來的膽量給別人建議呢？給別人推薦一支股票如果跌了，大不了以後不推薦就是了，如果推薦個治療方案造成病人沒了，你於心何忍？

除了隔絕這些不可靠的親戚、朋友之外，也不要讓病人看太多網路相關影片和病人故事。這些故事往往會回避很多關鍵資訊，只是表達片面的觀點。我就見過不止一支影片中的病人已經做了手術，但是影片中只強調病人之所以能夠痊癒，是因為採用了某種先進的生物免疫治療，而且描述的細節非常到位，看上去和真的一樣。模仿型人格的病人看到別人有治癒的機會，就想去嘗試，往往因此落入陷阱。對於這樣的病人，你可以為他篩選一些比較正能量的醫患故事來增加疾病治療的資訊。

批判型人格

這種人不會輕易上當，因為批判型人格首先會預設一件事情是假的，再透過證據證明它是真的。如果一個人是這樣的思路，絕大多數的偽科學都騙不了他。如果一篇文章提出了某個驚世駭俗的觀點，例如「某某癌症被攻克」這樣的消息，不會全網所有的主流媒體都這樣報導，反而會有相當一部分闢謠類科普專家出來拆解它的不可信之處，這樣一來，這個消息就不會對批判型人格造成影響，反而還可以透過這樣的方式來加深他對這個領域的理解。

能夠選擇書籍這個媒介並讀到這裡的你，一定是個對知識有渴求、更是對求知的過程有著非常嚴格標準和儀式感的人。你和我一樣，我們都是求知路上的同行人。對於我們這類人來說（這麼快就和讀者打成一片，我可真是個優秀的作者），不怕資訊多，也不怕資訊不專業，畢竟終究能用自己的方式來鑑別真偽。但是我們也有擔心的事，就是無法判斷真實資訊的優先等級。

舉個例子。我是胸腔外科醫生，對於肺癌是比較熟悉的，有朋友問我：胃癌有個新一代的標靶藥物，到底有沒有效？我去美國醫學文摘數據庫網站上查詢最新的研究，確實可以看到這個標靶藥物從數據上有更好的效果，但還是不敢給這個朋友準確結論，為什麼？

因為從能夠查到的資訊中，無法確定這個藥物是否已在中國上市，也無法確定這個對歐美人好用的藥物，在亞洲人身上會不會有完全不同的反應。肺癌的免疫治療就有這種情況，雖然國外的治療效果非常好，但中國使用時，發現大多數病人都出現了嚴重的不良反應，導致這個藥物無法長期使用。這種數據是我從文獻上看不到的。即使文獻有報導，如果兩篇文獻的觀點不一致，我該相信哪個，而放棄哪個呢？

對批判型人格的人來說，獲取真實可靠的資訊也許不是什麼難事，但是需要在現實中進行求證，最有效的方式就是和醫生求證。我有個投資銀行總經理的老哥，他父親罹患肺癌，對這個領域了解得頗為透徹。在醫院治療時，醫生說用某個標靶治療。他和醫生關係還不錯，就對醫生說：「看網上的文獻，二代標靶藥針對的人群似乎不是我父親這種突變類型？」這位醫生並不是個自負傲慢的人，他仔細查看了相關文獻後，發現確實如老哥所說，於是一起決定不使用這個標靶治療。優秀的醫患關係本身就需要病人和家屬的參與。

05 獲取資訊的正確順序

首先，你要清楚自己是哪種人格，才能更好地判斷哪種方式適合你。這裡介紹一下大多數人獲取資訊的路徑，以提供參考。

剛遇到疾病困擾、對這個疾病毫無頭緒時要「廣撒網」。可以透過Google、Yahoo等搜尋引擎來尋找疾病的關鍵詞。請注意，在這個步驟，你最需要做的是了解這個疾病，了解看病過程中所不了解的關鍵詞，例如「病理」、「標靶藥」、「PET-CT」等。對術語掃盲結束之前，先不要急著學習疾病的結論部分。

如果你對疾病有了一些了解，可以選擇一些問答平臺、醫療平臺、各大醫院醫療資源網站進行細致搜索，這個階段你要帶著自己的問題去系統性地尋找答案。例如這個疾病主要的治療手段有哪些，要到哪家醫療機構就診，哪位醫生在這方面口碑相對比較好，以及這個病的預後如何，治療大概要花費多少錢等。如果你覺得資訊太多無從分辨，建議選擇更加封閉的知識平臺，例如臺灣國際醫療全球資訊網等。也可以關注一些健康資訊網站。無論你同意與否，拿網上的訊息去向醫生求證這件事要適可而止。可以把你覺得最困惑的問題向醫生請教，但最好不要用「網路上說」這樣的詞彙開頭，不妨換一種說法。例如：「家裡的長輩有點顧慮，就是現在有切口能不能吃發物。」這樣醫生不會直覺地抗拒，你要知道，醫生聽到「網上路說」這四個字真的是太頭痛了。

尤其不要用網上諮詢來的診療方法去質疑主治醫生。例如：「您說要做手術，但是我看網上說不用手術。」這樣很容易被醫生一句話懟回來：「那你去網上看病吧。」只有主治醫生最了解病情，網上只是告訴了你所有的可能性，但是為什麼選A方案不選B方案，是根據具體情況做的決定。

最後，如果可能的話，交一位醫生朋友，有問題就可以隨時請教了。

第三節 如何選擇一家合適的醫院？

看病到底是先選醫院再隨機選位醫生，還是認準了一位醫生然後去他所在的醫院，這兩種選擇都可以。如果在一個地方舉目無親，無法直接或間接地認識任何一位可以信賴的醫生，那麼一家大型醫院是最好的選擇。因為目前許多國家的醫療體系還是以公立醫院為主導，因此大多數好醫生都在公立醫院，不像美國公立、私立平分天下。雖然不是所有大醫院的醫生水準都高，但是這個機構決定了這家醫院醫生的平均水準至少不差。

那麼，到底怎麼選擇醫院呢？

01 綜合醫院和專科醫院有什麼不同？

簡單說，綜合醫院科室相對全面一些，例如內、外、婦、兒、眼、耳鼻喉科皆有；而專科醫院則某個專科更全面一些，例如癌症專科醫院裡，腫瘤外科、內科、放療科和中醫科都在一起。

過去，我們看病一般就認大型教學綜合醫院，因為感覺綜合醫院更全面一些，所有疾病都能覆蓋。確實，綜合醫院的醫生們專業素質都非常高。我的內科指導老師是北京大學第一醫院內分泌科的高主任，打開內科教材，似乎沒有哪一頁她記不住，各種化驗指標的標準值她信手拈來，分析疾病更是條理清晰，綜合醫院確實是好醫生集中的地方。

但是近年來湧現出很多專科醫院，這些專科醫院在某個方面十分突出，例如腫瘤、心血管等。即使不是全面擅長的醫生，只要在某個單一的病種上深耕，也能夠成為優秀的醫生，並且由於資源高度集中，使得這些專科醫生的技術熟練度更高。

因此，選什麼醫院要由你的疾病和身體狀態來決定。

人是個整體，但凡生了病，肯定不能頭痛醫頭、腳痛醫腳。大部分癌症病人身體總體是健全的，雖然難免有些糖尿病、高血壓等內科疾病，但這是所有醫生都能夠處理的，並不屬於疑難雜症，在癌症專科醫院也能夠處理。所以身體情況總體良好的癌症病人，兩類醫院都可以選擇。

如果身體情況特殊，例如之前患過風溼性免疫疾病、腎病，甚至正在懷孕中的癌症病人，則應選擇綜合醫院，裡面有良好的心血管科、內科、風溼免疫科、呼吸科、婦產科做為後盾保駕護航，更妥當一些。

那什麼樣的病人適合癌症專科醫院呢？比如病人的身體比較健康，但是腫瘤侵犯比較廣，或者腫瘤需要一系列綜合治療，例如化療、放療、標靶治療等，這時，在癌症專科醫院相對來說可以進行更加全面的綜合治療。

綜合醫院的醫生相對更全面一些，因為除了正常門診之外，還收治急診病人，一旦國家有了重大災難時，例如疫情，通常也是綜合醫院的相關科室衝在第一線。相對而言，癌症專科醫院的醫生工作忙碌程度稍低一些，夜班不收治急診病人，可以把更多精力放在醫學研究上。

但我要說個事實：腫瘤病人是所有病人群體中，對於醫院和科室而言「最賺錢」的一類人，現在綜合醫院的外科病房中，腫瘤病人幾乎占一半以上了。同時，由於區域醫療資源整合的形成，以及院間會診的綠色通道愈發發達，導致癌症專科醫院的綜合診治能力也在上升，因此兩者之間的界限並沒有那麼嚴格了。

從原則上總結來說，**如果身體的情況很複雜，綜合醫院是首選；如果腫瘤的問題很複雜，那麼專科醫院是首選。**

02 如何搜索出最好的醫院？

無論你同意與否，在臺灣看病非常最方便。你可以直接去最好的醫院看病，至少能夠掛上號，這在多數國外地區都是不可想像的。很多外國朋友說：「你們國家的人居然花少少掛號費就可以掛到這個professor（教授級醫師）的門診號，難以置信！」在國外預約名醫要排很久，而且只能在指定區域預約。

我們經常能看到各醫院的排名榜，例如各種疾病綜合實力排名前十名的醫院。但是你會發現各榜單上的醫院名次都不一樣。這個其實很正常，很多時候，很難衡量醫院A和醫院B的某個科室到底誰強。什麼叫強呢？看的病人多？發的研究論文多？手術成功率高？手術難度高？這些和到底能不能獲得很好的治療不存在絕對關係，你只要找一個國內比較權威的醫院即可，至於誰是第一誰是第二，關係並不大。可以考慮綜合排名相對靠前的醫院，在其中選擇離家近的、看病方便的就好了。不建議透過任何搜尋引擎進行查詢，因為很可能找到的不是最權威的醫院，而是廣告做得最好的醫院。

給你提幾個小建議。

一、如果只是剛發現了某個疾病，還沒有明確是不是癌，這時選擇醫院的原則是就近，速度優先。不用過於擔心小地方的醫療水準差，即使小城市的醫療水準也絕對能夠滿足確診的需求。很多病人擔心小地方醫院會誤診，其實誤診是不太容易發生的。更重要的是，小地方醫院拍的片子和病理切片都能帶到都會區大醫院進行會診。但如果你首先選擇的就是都會區大醫院，預約檢查可能需要一段不短的時間，等待檢查期間，往返交通及暫居住宿的生活成本也是筆負擔，因此可說是又慢又貴的選擇。

二、如果已經明確了腫瘤類型和分期，可以在網上搜索或從有類似治療經驗的親友處打聽就診醫院，然後據此決定下一步。這是大多數人選擇的方法之一。當然如果有醫生「熟人」，透過熟人介紹也是一種辦法。

三、如果是早期，選擇醫院時，優先選擇手術量大、手術反饋好的醫院。通常來說，手術量大的醫院，手術的技術會相對更好。雖然說，手術量最大並不意味最好，但是月手術量幾千的醫院肯定比月手術量幾十的醫院經驗值更多。

四、每個醫院的特色科室不一樣，有的醫院擅長治療淋巴瘤，有的醫院擅長治療胃癌，有的醫院擅長治療肺癌，一個醫院不可能所有的科室都是全國最強的，因此選擇醫院時，可以根據這家醫院的科室口碑和排名進行篩選。例如你要去看肺癌，不可能選一家婦產科特別好的醫院，這對於你來說沒有任何價值。

五、假如是癌症末期，已經無法積極治療，需要進行安寧治療，也就是緩解症狀，提高生活品質，那麼你的選擇不應該是大型教學醫院，因為這些大醫院通常沒有床位提供給末期病人來康養。目標應該放在地區醫院上，看是否有床位可以住進去解決一些醫療問題，例如穿刺胸腔排積液等。

也可以積累一些社區醫院的資源，病人吃不下飯時，可以諮詢社區醫院能否進行補液。

因此，病人不同的狀態和需求決定了應該如何尋找醫院。但是查找醫院時，千萬不要只看廣告，為圖便宜去一些不為人們所熟知的診所。生命只有一次，沒有給你嘗試錯誤的機會。

03 什麼樣的人才要選擇高端醫療？

醫療體系再怎樣公立化，你也不得不承認，市場經濟的手依然會伸進來。有錢人總有機會獲得更好的醫療服務，在世界各國都是一樣的，因此才有高端醫療的存在。

關於高端醫療有兩個問題：一是私立醫院是否有必要去，一是高端病房有什麼不同。

私立醫院

不少私立的醫療集團都有提供高端醫療的項目，但是客觀來講，都不是一般人會選擇的，即使經濟條件非常好的病人，在腫瘤治療這個領域，它們通常也不是首選。

這是因為私立醫院在某些特殊方面的表現很好，例如婦產科、眼科、口腔科等，這些科室能夠相對獨立地進行手術，並不需要太多輔助科室的配合，例如重症監護室、心臟內科、腎臟內科、神經內科等。

而公立醫院裡，很多就診環節會讓一些有經濟實力和社會地位的病人和家屬非常「來氣」，覺得自己明明是個「消費者」，卻沒有享受到一丁點基本的尊重。大多數病人還是能夠理解，又便宜又好的事情在市場經濟的環境下一定是不科學的。但是腫瘤類的治療往往需要更多科室來協同治療，這在私立醫院會受到一定的限制。同時，許多頂尖的醫生專家仍然在公立醫院服務。私立醫院並沒能做到又貴又好，在這種彆扭的設置下，公立醫院仍然是他們的最優選擇。

私立醫院能否獲得優質人才是吸引病人最重要的因素。除了努力擁有更多、更好的全職醫生，私立醫院也會請公立醫院頂尖的醫生過來動手術，給病人更好的就診體驗。如今，也有些癌症專科的私立醫院出現，如果病人已購買相關的商業保險，能夠負擔所有的費用；或者近期公立醫院的手術安排非常吃緊，私立醫院能夠大大縮短治療的時間，並且費用在你的負擔範圍內，可以選擇它。

選擇之前要明確幾件事。首先，來進行手術或主診的醫生是哪間醫院的，是否會親自為病人進行治療；其次，這位醫生大概會來幾次，手術後如何聯繫；最後，這間醫院每年進行多少類似的治療，如果只是個位數，那麼信任度需要打一定的折扣。

高端門診／高等病房

各家醫院都會設置高端門診或國際診療中心，門診的診費各家醫院規定不同。高端門診不但可以節約時間，還可以讓病人和專家有相對輕鬆舒適的環境來交流病情。它們通常是大型教學醫院內的，專家也是大型教學醫院的頂尖醫生，醫療品質和安全性有充分的保障。

高端門診是給需求更急迫的病人一個高品質就醫的通道，也可以調動知名專家的積極性來延長門診的服務時間，提高服務品質。但也有人反映說：去高端門診花了高額醫療費，進去只說了幾句話診療就結束了。其實你不應該在意他說了幾句話，而是要看他是否能解決你的問題。請注意，是解決疾病的核心問題，而不是解決你的疑問。

有些病人是「十萬個為什麼」類型，他會在意的問題是「我不抽菸為什麼還會得病」、「這個病你讓我手術，我能不能不手術」、「我能不能吃中藥」。但是從醫生的視角來看，他更希望在有限的時間內給出診斷和方案，例如：「我認為你大概率不是肺癌，觀察半年再來複查就好。」他的意見非常明確，但確實沒有太多時間來解釋「為什麼這個大概率不是肺癌」、「如果是肺癌怎麼辦」、「觀察時會不會耽誤成晚期」這些問題。你所關心的這些問題，醫生一定都了解了，之所以告訴你這個方案，是因為在醫生的終端大腦裡，別的方案都不如這個方案好。

知識的力量，正在於此。

曾有個故事說兩個韓國人到美國舊金山旅行，一個人突然喪失意識暈倒了，趕緊叫了救護車送去當地祖克柏（Mark Elliot Zuckerberg）捐款的知名醫院。醫生很熱情地替他做了檢查，認為沒有什麼大礙。的確，在醫院的躺椅上休息了二小時後沒事了。兩個人非常享受這裡的醫療環境，與醫生們熱情地告別了。但是二週以後，他們收到了一張舊金山醫院寄來的醫療帳單，居然要一萬八千美元。兩個人驚訝了，趕忙聘請了律師進行維權，說：「我們什麼檢查都沒做，什麼藥也沒吃，只歇了二小時，是自己好的，憑什麼收我們這麼多錢？」

事實上，這個帳單一點毛病都沒有。為了這位暈厥的病人，醫院要出動麻醉科、神經科、外科等一系列團隊的醫生來候著，這些醫生的時間是最貴的，因為屬於專業的時間。雖然沒有做什麼檢查和治療，但是醫生們用專業知識來下判斷，並在醫院守候著以備不時之需，這都需要付出代價。最後韓國人還是傾家蕩產地付了帳單。為什麼英語第一課要學「**I'm fine, thank you!**」呢？因為這句話太值錢了。在美國，別人問你需不需要救護車，如果你能反應過來一定要先說這句話，不然可能會讓你背上天價醫療費用。

前面我們說的是高端門診，其實相對簡單，你花一定的錢買醫生的時間和專業知識，獲得初步的診療意見，相對來說性價比非常高，但是高等病房就不一定了。

各家醫院的高等病房計費標準不同，有的只加收床位費，例如臺灣的健保床位不用額外付費，那麼高等病房的床位費也許要多三、四千／天。也有些醫院會採用雙倍計價的方法。因此需要仔細詢問看看總價的範圍能否承受。據我了解，一般情況下，高等病房的費用是普通病房的雙倍且必須自費或補差額。

高等病房只是一種選擇，它不是醫療的根本需求。高等病房的護理團隊非常專業，因為病人量相對較少，所以有更充裕的護理時間和一對一的服務，但也因為病人量比較少，所以護理團隊的工作水準未見得比普通病房的護理團隊更熟練。因此，高等病房並不是醫療水準更高的地方，只是對就診體驗更在意同時又有經濟實力者的一種選擇。

海外醫療

海外醫療確實是很多非常有錢者的選擇。無論是美國還是日本，在醫療方面都代表著就醫的高水準。只要不考慮金錢的問題，那麼在美國、日本的頂級醫療機構中，理論上確實能夠獲得最好的醫療服務，無論是身體上還是精神上。

那麼，在醫生眼中，海內外差別到底大不大？差別在哪裡？在癌症領域，我已經連續五年參加世界肺癌大會，並且每年都有口頭發言，在會場也聆聽了許多國外專家的演講，我可以非常明確地說，截至二〇二〇年，來自中國的研究大約占了全球的三分之一，是世界上非常重要的聲音。

做手術方面，很多人會認為國外專家的技術更強，其實不一定的。我看過非常多國家醫生的手術，例如西班牙、義大利等歐洲醫生做手術的風格和他們國家的文化風格非常相似，野蠻且浪漫。他們做手術，有時想怎麼切就怎麼切，談不上章法——也許在人家看來這是一項偉大的藝術。而在日本，手術就變成了工匠精神的代名詞，手術慢是必然的，有的手術要從早做到晚，特別是淋巴結清掃，往往比手術切除花的時間還要長，醫生上午做一會兒，吃個午飯，下午再做一會兒，再吃個晚飯，再繼續做……而美國的手術臺則和美國人一樣，是個大熔爐，遇上什麼醫生全靠緣分。

在我看來，做手術和做飯是非常相似的。中式料理用鹽有個詞叫做「少許」，但是這個「少許」過於玄學，外國人根本理解不了。國外的手術更像是機械化培訓的結果，並不像本地醫生能夠遊刃有餘，點到為止。如果需要做手術，完全沒有必要去海外就診。

選擇去美國治療最重要的原因，就是目前有些新藥美國剛研發出來，其他國家還沒有上市，到美國就診可以使用最新研發的新藥。但是通常來說，這些新藥的效果並沒有那麼神奇，而且對非美國病人是否一樣有效也不得而知，導致很多人赴美治療，最終客死他鄉。赴美就診之前，必須諮詢病人的意見，有這個覺悟之後再決定。

海外醫療最有價值的一點，並不在於獲得最新的藥物或最好的手術，而是獲得「第二診療意見」，很多人會忽略這一點。拿到第一次診斷結果之後，如果對結果存疑，或者覺得自己還沒有足夠地「盡力」，這時候可以諮詢一些進行海外就診的仲介機構和平臺，獲得獨立的診療意見。如果這個意見和原來的醫院一致，那麼可以在原來的醫院繼續治療；如果不一致，例如建議使用某個美國新研發的新藥，那麼可以考慮到美國就診。又或者在美國進行影像和病理會診後有可能推翻之前的結論，甚至有的癌症病人在二次診療之後，赫然發現自己原來不是癌，是之前的病理誤診，這都是發生過的事情。

我建議每個有經濟實力的人，如果對診斷和治療方案存在疑問和顧慮時，可以選擇相關的遠程就診平臺。二〇二〇年的疫情之後，遠程會診已可解決太多問題，在我看來，就已經足夠了。

簡單來說，海外就診的好處有：首先，它提供的第二診療意見是最重要的；其次，是國內沒有上市的新藥。然而手術技術方面，本國醫生反而更有優勢，國外的月亮並不一定比較圓哦。

第四節 如何選擇一位信得過的醫生？

有天我和朋友吃飯，碰到一位同是北大畢業的學長，朋友說：「之前我跟你說的那個肺癌病人，就是他爸。」這一句簡單的介紹，對於我們兩個人來說，就像是一句有魔力的咒語。他立刻知道我就是那個「當醫生的朋友」；我也立刻知道他就是那個「爸爸得肺癌的朋友」。然後，在日式餐廳裡，他掏出了一套隨身攜帶的CT片子，我放下筷子看起了片子。

一切都是基於微妙的信任。

我得知他第二天要去看一位醫生，而這位醫生在業界的口碑實在太差。雖然醫務工作者在學醫時都學過不要貶低同行，但是我覺得至少應該保留為朋友推薦正確醫生的權利。

我為什麼不推薦那位醫生？我為他解釋了兩個字——立場。

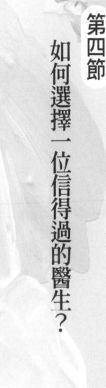

01 正確認識醫生的局限性

現行的醫療制度，由於公立醫院不能市場商業化，大部分醫生的價值被嚴重低估，讓這些醫學博士、專家的收入遠低於讀書時比他們成績差的同學，導致很多醫生的動作有些變形。雖然沒有進入市場，但是醫生的行為仍受到市場無形的手操控。我要說的「立場」就是其中一種。

醫生現在是被社會詬病得很厲害的群體之一，有些醫生收紅包、拿回扣等傳聞不絕於耳。但是在我看來，那些只不過是市場化的補償手段，雖然並不正確，但是遠比「立場」危害輕得多。立場偏倚是指醫生因為所處的環境和位置，在臨界狀態時選擇更偏向於自身需求的選項。

這名醫生就是個典型。最近某個腫瘤輔助治療藥物正在進行臨床實驗，他參與管理了這個實驗，就勸說一個本身能夠手術的病人去參與這個試驗，並把手術的風險無限擴大化。還有些準備退休的外科醫生，他們不好意思說這個手術不會做，更傾向選擇保守的手術方案好順利退休，因此讓一些有機會透過高風險手術獲得治癒的病人選擇化療或放療。我甚至還見過一些知名的醫生，他們每天的職責不是手術，而是去各地講課，雖然名氣很大，但是並不擅長手術，因此只要能不手術的病人，都會建議病人選擇保守治療的方式。相反，也有一些醫生可能因為手術實在太多排不過來，而讓病人繼續觀察。這就是立場帶來的選擇差異。

有位病人的家屬先在一家非常有名的醫院諮詢，準備給母親做放療，但是放療科醫生對他母親說：「你這個放療八成會造成血管撕裂而大出血死亡。」他母親被嚇到了，說：「兒子，我不治了。」這位醫生提出的解決方案是去另一家非常有名的醫院做搭橋手術，先把這部分血管給避開。結果那家醫院還真同意了這個方法，雖然主治醫生表示，從來沒見過有人為了規避只有一〇%風險的治療方案而選擇有三〇%風險的開胸手術。這確實有點本末倒置。這位兒子找我做諮詢，我幫他介紹了一位可靠的醫生。可靠的醫生講明了風險，最後直接做了放療。現在病人一切安好，腫瘤大面積縮小，也許下一步就可以接受手術治療了。

這位家屬非常感慨的是，如果當時選擇了這麼迂回的戰術，也許剛做完搭橋手術就趕上了疫情，還怎麼放療？如果真是那樣，那可太倒楣了。

一切故事的開頭都是因為醫生不願意冒一點點風險，用一個看似合理的理由推走病人，而病人真的乖乖去執行了。這位醫生可能沒有犯錯，但是在我看來，他應該講明：「風險有點高，醫院指標卡得嚴，我的技術可能有限，你不妨去找別的醫生試試。」敢於承認自己不行，才是一位負責任的醫生該有的樣子。

看了上面這些故事，就會覺得病人的心態是可以理解的了。沒錯，在這種資訊極度不對等的情況下，要求病人全方位地、無條件地相信一位醫生，根本就是扯淡，也是對病人、對家屬不負責任的做法。難怪一些病人在極度信任自己的醫生很久之後，突然發現被醫生牽著鼻子走了好久，從而對醫生懷恨在心。

醫療是個門檻相對高的領域，因為涉及生命，準入資格非常難獲得，但並不是說醫學是個很難的學科。無數醫學生把讀過的書本摞起來，看起來和一層樓一樣高，但是事實上，究竟記得多少是要打個問號的。

具體到某個細小的問題上，也許並不需要很廣的知識面一樣能獲得答案，這就是久病成醫的道理。有時候醫生不一定比你懂得更多，他只是在這個非常狹小的領域裡看到過更多案例。醫生大多數時間都比你專業，但不是任何醫生在任何時候都是正確的，醫生一樣會犯錯。因此，做為家屬，確實有必要去了解一下我們的醫生，看看他是否真的是值得託付身體和健康的那個人。

02 醫生專業不專業，細節說了算

上學時特別崇拜神經內科的醫生，我覺得掌握神經內科簡直是不可能的事情，我的腦子不足以讓我理解自己的腦子是怎麼長出來的。但是有一次，我陪一位神經內科的醫生去查房，受到了極大的衝擊。

神經內科醫生先是展現了一套全面的基本功，拿著叩診錘上上下下敲敲打打一通，我也曾學習過，這樣可以判斷出一些病理徵，透過簡單的操作就能看出人體的病變定位在大腦的什麼位置。然而醫生接下來的問話就讓人大跌眼鏡了。

「有片子嗎？」

病人小心翼翼地翻出片子交給他，他拿出來掃了幾眼，我也不確定他是不是看到了病變的位置。他皺皺眉頭，又問病人：「報告呢？」

病人像犯錯一樣又拿出了報告。

他仔細閱讀了報告，點點頭說：「好的，輸液吧！」

然後就非常瀟灑地走了。

當時就想，如果我是病人，我不會信任這位醫生。醫生的每個問診細節都是向病人傳達專業度的最佳名片，這比把自己的照片P成明星，或者發表諸多專業論文，或者在網上孜孜不倦地做科普都要有價值得多。

我的一位老師講過「做外科醫生，看自己專業片子的水準一定要比放射科醫生強才對」。但凡看病，他每次都以身作則，先不看報告，自己看片子，看完片子就和病人分析病情，之後再拿出病人的影像報告做個對照，看看是不是有遺漏的地方。每次病人看到醫生用記號筆小心翼翼地把他的所有結節一一標注清楚並和前次進行對比時，總是對他無比的敬佩和尊敬。假設我是病人，也會認為這位醫生是專業的，有兩把刷子。

還有一次，這位老師在看一位肺結節病人的片子時，突然皺了皺眉頭，問病人：「你的食道是不是以前還得過什麼別的毛病？」病人大吃一驚說：「是啊，您怎麼知道？我有食道憩室（Esophageal diverticula），我看報告沒有寫，其他醫生也從來沒說過，您從這個片子上能看出來，是嗎？」我當時就看到病人的眼裡開始泛著信任的光芒了。

老師繼續慢悠悠地講：「不只有這個，您以前是不是還切過膽囊？我看膽囊也沒有哦！」病人佩服得五體投地。因為他發現這位醫生不像其他醫生那樣只看這些結節，而是把病人當作一個整體去思考下一步應該怎麼辦。

這位老師不只能看出病人以往的病情，決定做手術的時間時，還會問病人近期有沒有什麼安排，然後會錯開病人的事情安排手術。得過癌症的年輕女性來複查時，他都會非常仔細地詢問近期是否有生孩子的計畫，主要是怕CT的輻射影響懷孕。不少四十歲以上的女性被問得笑出來——「我都這麼大歲數了，生啥啊，哈哈哈。」氛圍一下子就能活躍起來，病人整個人放鬆了下來。

你看，醫生的一舉一動都牽動著病人的心，病人能夠感受到你是關心他這個人的，才敢把身體放心地交給你。

再舉個反例。有次我去做體檢，我們單位安排在一家私立醫院。這家私立醫院的醫生不知道是從哪裡請來的，但和我們醫院的做法明顯不一樣。做甲狀腺B超檢查時，這位醫生用探頭在我的脖子上擦來擦去，還不時發出「嘶……」、「嘖……」、「誒……」的聲音，而且做的時間很長。

我開始心裡犯嘀咕了，媽呀，這不是有什麼事吧？我才升主治醫師，事業剛起步吶，我可不能有事啊……我一直憋著不敢問，直到醫生終於吐了一口氣說：「年輕人啊，你這個……甲狀腺……」

我的心臟一下子就停跳了，準備接受命運給的制裁。我才二十多歲，還不想死，還沒生孩子呢……我……

「長得挺好的！」

當時真的看到我的心裡有一千匹草泥馬在遛彎，不騙你。

醫生有哪些方面值得你在意呢？有幾個細節可以幫助判斷。

一、**生活細節**。醫生衣著整潔得體，細節一絲不苟，每看完一位病人都會認真洗手的外科醫生更值得信賴，因為外科醫生在生活中有點潔癖，更說明他可能在手術中更加注意細節，例如有無菌觀念、無瘤觀念。

另外，寫字認真好看的外科醫生會更讓人信任，畢竟外科手術也是個手藝活兒，而寫字是兩個人短暫的接觸中，最容易展現出「手藝」的方面之一。從我的個人經驗來說，我碰到的外科醫生裡，寫得一手好字的醫生往往手術也是十分漂亮的。

二、**看病方式**。如果醫生第一次見到你時，不是看你的ＣＴ報告，而是仔仔細細看你的片子，那麼至少說明這位醫生的基本功是強的。

三、**交流方式**。如果醫生看都沒看就讓住院開刀，你至少要多留個心眼。手術前是否進行了充分評估，開刀到底是不是唯一的方式，有沒有其他選擇，病人的身體能不能接受這個手術，這些問題你可能都需要了解清楚。如果這位醫生拒絕和你交流更多細節，也沒有耐心去解釋，這樣的情況下盡量不要盲動，最好透過其他方式來了解這位醫生到底值不值得信任。

四、**一定要珍惜二診意見**。現在已經不像過去，醫生會要求絕對的權威。我認為任何疾病都值得去尋求二診意見，也就是第二個機構或醫生給出的意見，才能最大程度減少因醫生的主觀判斷和之前所講的立場偏倚所造成的影響。

五、**透過醫院同行的評價來側面了解這位醫生**。在一家醫院要了解手術醫生，最好的方法是問麻醉科和手術室護理師的看法。他們看到的醫生人數相對來說是最多的，因此自然知道哪些醫生技術精湛、臺風沉穩、不緊不慢、遊刃有餘，哪些醫生遇到一點小事就大呼小叫、亂了陣腳。

網路如此發達的時代，不止是病人需要透過細節去了解醫生是不是值得信任，醫生同樣需要利用短短的一點點門診時間來向病人展示自己的專業度，獲取病人的信任。而且，醫生也需要透過長期的工作進行口碑的積累，讓更多人能夠為自己背書，並把自己推薦給真正需要幫助的病人。

03 住院醫生太凶了怎麼辦？

很多人在看病的過程中會覺得醫生很凶，對病人大呼小叫，甚至「不好好說話」，明明對他很客氣、很有禮貌，但他就是一副暴脾氣，真的覺得來趟醫院不但身體上不舒服，心裡更不舒服，沒病都會被醫生氣出一身病來。

這個場景是不是很熟悉？我來解釋一下為什麼會這樣。

首先，醫生為什麼要凶？因為太溫柔地講話，病人容易不當回事。如果醫生輕描淡寫地說多吃點水果，對健康有好處，病人可能會想當然地認為不吃也沒事。但是如果醫生很凶地對化療的病人說：「你喝的水太少了！我昨天怎麼和你說的！」病人也許就聽話了。

第二，假如醫生對病人發火，可能說明病人某個舉動真的很危險。醫療危險就是由一個個小細節導致的，有時甚至要爭分奪秒才能避免出問題，因此醫生不止是面對病人時脾氣暴躁，在手術臺上激動、暴躁的樣子我也見過。病人覺得醫生「小題大做」，是因為病人不了解自己犯的錯誤多麼危險。在疾病康復的過程中，有很多風險是只有住院醫生知道而病人自己不了解的。比如：缺乏活動會增加血栓、肺栓塞的風險；肺手術之前需要病人嚴格戒菸；化療後飲水量少不容易幫助人體排泄化療藥，蓄積會造成風險。

醫療是種特殊的服務，它是以恢復健康而不是病人滿意度為主要評價點，甚至有時候為了康復，不得不損害病人的滿意度。

另外，醫生沒有額外的時間和精力去取悅病人是普遍現象。醫生的工作負擔非常重，重到醫患比全球倒數，因此大部分公立醫院的醫生確實無法把滿足病人的情緒放在第一位，只能把醫療品質和醫療安全放在第一位。這個普遍現象的確需要改進，但是在當下暫時還無法改變。

如果病人覺得自己的住院醫生太凶，可是科室主任說他是最好的住院醫生，該怎麼辦呢？知道了以上情況後，家屬要判斷到底是醫生的問題，還是病人的問題。病人是個「聽話的病人」嗎？比如說，是不是沒有好好完成醫生交代的囑咐，甚至擅自違背醫囑。病人不聽話，很多時候會造成嚴重後果，必須「批評教育」。比如，醫生囑咐病人必須每天努力咳痰，第二天早上發現病人因痰沒咳出來，發燒至三十九度，家屬還在旁邊打遊戲，醫生如果和顏悅色地講，那麼家屬和病人真的能意識到問題的嚴重性嗎？

如果醫生對其他病人也是同樣的態度，建議不要太放在心上。同一病房的家屬之間通常會互相交流，也會分享和比較，和這位醫生的其他病人聊聊天，也許會發現這位醫生本身的脾氣比較暴，但是大家都習慣了。如果醫生是脾氣壞、技術好的類型，那要適當容忍對方的脾氣。如果能在看病的過程中感受出他的專業度，從其他醫生和護理師的評價中發現他是一位值得信賴的醫生，其實也是很好的結果。

醫生發脾氣時，不如試著把自己的火氣先壓下去，順著醫生的話答應一定改，等平靜下來之後，再去想醫生說的內容是否合理，最後才是想想他的脾氣有沒有傷害到自己、讓自己不舒服。

如果醫生對別人溫柔，只凶你家的病人，先問問自己和病人有沒有提過不合理的要求。嘗試從自身找原因，看是不是做了什麼事情讓醫生覺得不舒服。我見過一位病人每天纏著醫生問能不能換單人病房，好不容易給調換了之後，又去找醫生問能不能換個有窗戶的。然而病房可能就沒有這種房型。這種不斷給醫生提要求的心情能理解，但是醫院的資源是有限的，醫生如果在這些事上耗費了過多精力，自然不會心平氣和。

04 看病的煩惱：我有熟人我怕誰？

家裡有人生病，有些人第一件事不是想著去哪家醫院，自己買過哪些保險，能不能用得上，而是先相互打聽：「你是不是說過有個高中同學學醫來著，現在在哪家醫院呢？能問問嗎？」

做為一位醫生，最常收到的就是十幾年不聯繫的同學加我通訊，一來就讓我幫他掛號，也不管我是什麼科的，到底懂不懂。我說我是胸腔外科的，兒科也不認識誰，他就會說都差不多嘛，你就給安排一下。真抱歉，醫院真的不是我家開的。剛開始做小醫生時，還挺願意主動幫別人的忙，但是時間久了，一腔熱血被冷水澆透，就只願意幫助有緣人了。

記得我剛畢業時，一位朋友著急地託我看病，說讓我趕緊安排，馬上就想住院。我看他家人的病恰好也是肺癌這個領域，不過一看就不能做手術，於是我給他前前後後地安排。一上午從內科、放療科一直跑到介入科、病理科，還問了我們胸腔外科主任，可謂把所有知名醫生都看了個遍，還給內科的住院總醫師買了杯奶茶，讓她幫我明天留個病床。晚上時，我回覆說：「你這個情況要先化療，然後如何如何……」他表示：「哦，好的。」

第二天我又問他：「怎麼樣了？什麼時候過來？」結果他慢悠悠地說：「哦，那是我一個親戚，他去你們旁邊的那間××醫院掛了號，好像也說是不能手術了，先化療。他們家好像更想在那間醫院治療。多謝了啊！改天請你吃飯！」

對方問消息，你覺得是病人著急，但人家也許只是「隨便問問」、「多問問」、「廣撒網了解」。正因為這樣，現在醫生幫助親戚朋友普遍更加謹慎，只有真的非常熟悉的關係才會和別人打好招呼。

上學時，我看到很多張住院單上都有「慕名」兩個字，我靈機一動，問管理病房床位的住院總學長：「學長啊，這個寫著『慕名』兩個字的，是不是就是……沒什麼關係的……」學長點點頭。

我問：「做為病人，沒關係的是不是就吃虧點？」

學長說：「怎麼可能？和你說實話，有關係和沒關係在我們這兒真的沒什麼區別。有關係的我們反而要更小心一點，因為他覺得自己是託關係進來的，架子可大了。」

你看，在醫生眼裡，除非你是科主任的親爹，要不對於普通醫生來說，真的沒什麼差別。而且在醫務人員看來，愈是有關係的愈要平等對待，別總想著省什麼檢查，跳過什麼步驟，最後害的都是病人自己。

我的個人觀點是，看病別先想著找關係，先想怎麼找到對的醫生。在明確要去哪幾家醫院，看哪幾位醫生之後，再想是否有關係能找到其中某位醫生。

比如說，你了解到腸癌治療最好的是A醫院的孫醫生和B醫院的王醫生，這兩位醫生你都接觸過，人品、態度各方面都非常不錯，但是孫醫生是你媽媽的高中同學，有幾十年交情，那不用說，孫醫生肯定是更好的選擇。這樣的順序才是合理的。

有些人把這個順序反過來，可能會碰到這樣的場景。一個人要做甲狀腺癌手術，先找了爸爸的老同學，是個快七十歲的「老專家」，似乎這麼大歲數的醫生一定很可靠，但這個老醫生已經十多年不做手術了，現在是回聘在醫院門診坐診，門診收治的病人會交給病房的另一位醫生來做手術，而這位醫生是誰你是不知道的。

因此，你先要明確的還是醫院和醫生，當你認準了一些醫生之後，再爭取能夠透過關係來拉拉「人情」。但是這個「人情」，對於醫療過程來說，並不是至關重要的東西。也許因為你和某個醫生很熟，從而可以早幾天入院。你想上午做手術而不是下午，認識的醫生能滿足你，但僅此而已了。手術切得乾不乾淨，治療效果好不好，我可以非常負責任地告訴你，沒有醫生在治療上不是竭盡全力的，他沒有必要，也根本不敢降低標準。

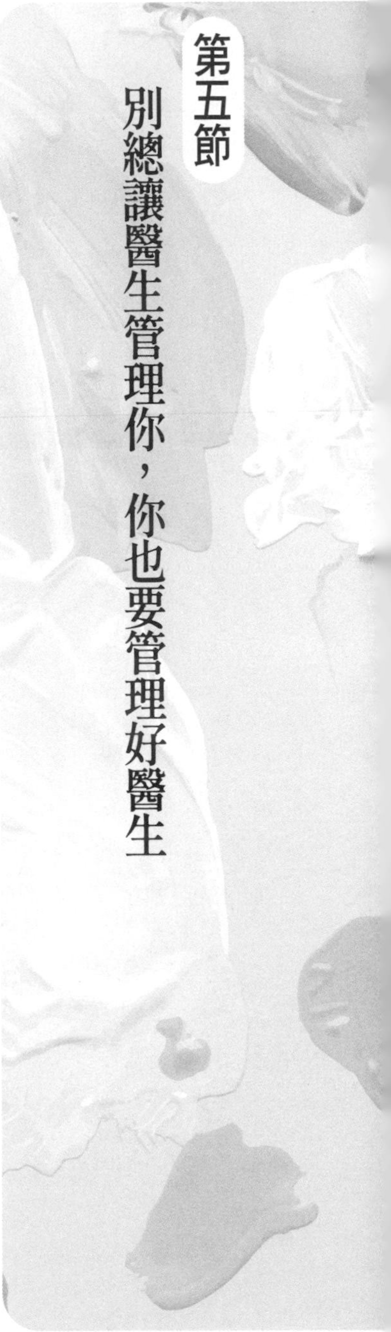

第五節 別總讓醫生管理你，你也要管理好醫生

01 醫生和病人應該是什麼關係？

古希臘的希波克拉底（Hippocrates），人稱「醫學之父」，在解釋很多疾病的機理和詮釋醫學的專業性需求方面做出了不可磨滅的貢獻。他創造了「癌症」這個詞，也描述了很多癌症的表現，提出癌症的正確治療方法是「放任不管最好，愈治長愈快」這種現在看起來十分荒謬的論斷。

我們每位醫學生入學時都要宣讀「希波克拉底誓言」。希波克拉底不但是「醫學之父」，更是「家長式醫學之父」。談到醫患關係時，他毫不掩飾地寫道：「醫生應向病人隱瞞大多數事情。」他堅持認為不應當讓病人知道診療的情況，只有醫生群體才能夠掌握相關的醫療知識和資訊。

Patient（病人）最初指的就是「承受痛苦的人」、「不焦慮、有耐心的人」，來源於古希臘的動詞「pashkin」。自古以來，認為醫生有著豐富的科學或宗教知識，因此是值得敬仰和崇拜的，他是像神一樣的人，必須無條件服從；而病人只要做到「能忍」就行。一八七四年《醫學專業規範法典》中提到：醫生是最有學問的人和人性最好的審判者；病人應當準時且絕對地服從醫生的處方，任何有關健康的不成熟想法都不應當影響這點；在沒有得到醫療護理人員的同意時，病人不能諮詢會診醫生。

我曾和一位知名的老醫生在同一個下午、同一個診室出門診，中間拉了隔斷屏風用來分隔。那天來了一位病人，我非常詳細地和病人解釋了情況，病人滿意地離開了，還不斷地稱讚我是他見過講得最清楚的醫生。過了一會兒，我突然看到這位病人坐在隔壁診間，小聲地和老醫生又說了一遍症狀，臨走時還尷尬地扭過頭去，假裝沒看到我。

我們似乎很容易理解這件事情，畢竟各醫院的醫生水準參差不齊，資深醫生比小醫生更值得信任，而且有時大醫院都難免出現漏診、誤診的問題，更何況是地方區域或社區醫院。病人對醫生再沒有那種絕對的信任。病人會想我是個消費者，花差不多的錢，多看幾位醫生又怎麼了？我恨不得把醫院所有醫生的號都掛一遍才好呢！

但是在美國，這是不被認可的。就診時，醫生會翻開病人的醫療履歷，如果發現病人曾在多家醫院輾轉看病，卻從來沒有遵循醫生的建議和處方時，會直接拒診。因為在美國人刻板的印象中會認為他不信任醫生，是潛在的醫療糾紛者。信用額度透支的病人就好像多次出事的自用車一樣，看病的成本會愈來愈高。

其實，「家長式醫療」不是指醫生採取家長一樣頤指氣使的態度，而是指醫患雙方在醫療過程中的地位關係，也就是醫生如家長一般承擔主要的責任，是主導方，而病人主要以執行、服從為主，即使有自己的主觀意見，也不允許擅自採取行動，應當與家長進行溝通之後，由家長來決定。

在知情選擇方面，醫生的情商是很重要的，醫生的家長地位實際上是病人和家屬共同默許的：由醫生來選擇合理的方式，與合理的對象溝通病情，實際上恰恰是我們覺得「舒服且正常」的方式。

每一項有創操作或者進行醫療決策之前必須和病人或家屬簽署的「知情同意書」，它看起來就像個霸王條款，但實際上的主要作用在於告知，而不是免責。也就是說，醫生要讓你知道這項操作如何進行，會有哪些風險，甚至有哪些需要部分自費的藥品和器械等。我既做過醫生，也做過病人家屬，擁有這樣雙重身分的人簽起字來一向十分爽快。因為我清楚地知道，即使簽了字，一旦發生問題，醫生也沒法把責任撇得一乾二淨。這張單子的價值在於，如果發生了問題但沒有簽字，醫院就是全責。

病人往往像孩子一樣焦慮、恐懼，醫生讓填什麼就填什麼，在對疾病完全未知的情況下會選擇放棄自己的主動權，而把它交給穿著白袍、看起來很有知識的醫生。這種主動權的轉移往往是好的，一方面是病人很多時候確實不懂專業的醫療方式，另一方面是醫生也不希望病人有太多主見，有主見的病人往往「依從性」（嚴格服從醫生醫囑的程度）很差。

一次我在外科值班，一位女性家屬過來說她父親的引流管堵住了，讓我們立刻通管。我過去看了看，發現引流液非常清亮，病人體溫、血象都正常，這個引流管其實已經可以拔除了。我安慰她說沒關係，等明早主治醫生看過後拔了即可。但是家屬非常蠻橫地說道：「這就是管堵了，你看不見嗎？管堵了裡面會有細菌感染，你沒學過嗎？我也是學醫的，你趕緊把管通一通！」後來我才知道這位家屬確實是學醫的，但學的是獸醫。

做為醫生，我們不怕「太懂行」的家屬，怕的就是這種一知半解的家屬，這會大大增加溝通的成本。

在醫學院念書時，老師便和我們說：做為醫生，一定要遵循自己的判斷，病人可以提議，但是醫生必須堅持自己的原則，而不是聽病人的。如果聽病人的，治療順利，病人便會產生誤判：「醫生沒有水準，還不如我，不聽我的就糟了。」治療不順利，病人會說：「你是醫生還是我是醫生啊！我什麼都不懂，你幹嘛要聽我的！」

話糙理不糙，但是做為醫生，特別是當今的就醫現狀下，從醫生的立場出發，他肯定喜歡乖巧聽話的病人，這不是正確的做法，但是你要理解這確實是個普遍的現象。

02 資訊不對等是不能完全放開的

領養家庭在孩子成年前很長一段時間會保守這個祕密，一旦孩子知道自己並非親生的，也許會給他的童年帶來陰影，讓他自卑、封閉，這就是所謂的「溫柔的謊言」。

曾經有一臺手術，手術中病患大出血，幾位醫生在臺上搶救到後背溼透，好在病人最終轉危為安，總出血量也不算太多。主任出手術室交代病情時，看著病人家屬殷切的目光，說：「手術很順利，很成功，有一些出血但是止住了。再等等，病人很快就出來了。」輕描淡寫地把所有人的焦慮、緊張和擔心一句帶過了。

你想過沒有，如果換個處理方式，在手術室安裝一個監控，讓家屬能夠時時刻刻看到病人手術的過程，就好像餐廳的開放式廚房，公開、透明，這樣會不會更好呢？

我的導師在手術時，總是做一些讓人覺得很危險的事情。例如病人的淋巴結卡在最危險的大動脈旁，如果是一般醫生，很可能就片下來一塊送個病理檢驗來證明他清掃了這個淋巴結。但是事實上，你把轉移的淋巴結片下來一塊忽悠病人，欺騙自己，固然是最安全的，卻遺留了一個可能轉移的淋巴結在病人的身上，手術後必然會復發。這時只有走最危險的道路，把這個淋巴結完整地從病人的大動脈上分離下來，才有可能給病人一線生機。這兩種選擇的風險差異很大，但是在病人眼裡毫無區別，因為病人並不懂。手術是個良心活，你做得湊湊合合，病人也許能夠平安地從你的手術室出去，但是這位病人勢必很快會復發死去，你將永遠走不出噩夢。有經驗又有良心的醫生會選擇冒進拚一把，畢竟即使出血，也有一套成熟的方案來救場。

然而，假設醫生的手術室被改造成透明的玻璃房，甚至醫生的手術和操作視頻都可以讓病人隨意拷貝，對於醫療將是一場災難。看起來一切都公開透明了，但最後會演變成一種病態的醫療，醫生時刻處於監視之下，這時會選擇不主動涉險，他寧可不去動那個可能轉移的淋巴結，也不會讓病人冒一點點風險，但最終還是病人來承擔轉移的後果。

我認為手術不應當被品頭論足。它是一門技術，也是個良心工作。用最好的監測手段來監督也許不能解決問題，反而會加劇醫患關係的緊張。

03 選擇權是否應該全權交給病人？

填大學志願科系時，無論孩子是否有自己的想法，都會和家長商量一下。為什麼我們填志願會諮詢家長呢？家長是行業監察員嗎？家長做過市場調查研究嗎？也許都沒有。家長只是「吃過的鹽比我們吃過的米都要多」，可以避免孩子填志願時一腔熱血，做出讓自己後悔的選擇。

在病人並不知情時，讓病人對自己的身體進行選擇，是一件非常不可靠的事情。我們冠冕堂皇地給病人講述手術可能帶來的獲益和風險，然後由病人或家屬來做決定，無異於一種耍流氓的做法。

有個打工仔因肚子疼，很多天沒來看病，疼到暈過去才被同事送過來。一看腹部CT，腸子壞死了一大半，病人處於重度感染中毒性休克的狀態，而且這位病人還沒什麼錢。我和他的妻子談了好久，講手術的風險和難度，並且手術後可能會進重症加護病房（ICU），花費巨大，但是最後也不一定能挽救他的生命，甚至因為休克時間過長，有可能成為植物人等；如果不做手術進行保守治療，等病人休克狀況好一點再手術，雖然風險會小一些，但是很可能病人的感染會進一步加重，到時候更沒有機會了。我進行著非常科班的談話模式，扮演著冷靜沉著的好醫生，理智、克制、平靜、優雅。

但病人的妻子就是無法做這個決定，她一直重複一句話：「醫生，要是你的家人，你覺得手術是做還是不做？」無論我怎麼耐心地解釋，她總是自顧自地糾結。我確信自己做到了應該做的，但是我不敢直接幫她做這個決定。

這時，那個科室主任跑過來吼了病人家屬一句：「你還想什麼呢！現在做手術雖然是找死，但不做手術是等死啊！病人那麼年輕，有一線希望，等什麼等！」她當時被吼懵了，但是很快就下了決心，做了手術。手術一切順利，病人在加護病房待了二天就回到普通病房了。病人很快便順利出院，家屬也對主任千恩萬謝。

但這次手術是主任主動背負了醫療風險，如果出現任何不順利，家屬都可能埋怨主任讓病人做了一個沒必要的手術。但是主任選擇手術的理由，一是經驗所帶來對病人的直覺（病人有救，我不能退），一是對病人家屬的直覺（家屬不鬧，我可以上）。

在疾病面前，特別是危急關頭，所謂的由病人自己做主是一件非常荒謬的事情。醫生必須果斷取得主導地位，建議病人採取正確的做法，做好「家長」應該做的事情。

04 家長式醫療開始面臨嚴峻挑戰

《未來醫療》（*The Patient Will See You Now*）中提到，一四四〇年，約翰尼斯・古騰堡（Johann Gutenberg）來到德國，開啟了活版印刷時代，這個印刷機的第一部作品就是《古騰堡聖經》，這項舉措看起來只是簡單的複印技術，當時卻大大改變了整個社會的結構。

在「聽覺時代」，普通人只能透過聆聽進行閱讀，只有極富有的貴族和祭司才能接觸到印刷術前時代的手稿進行閱讀，這些人只占歐洲人的八%。因此這個時代，閱讀是少數人特有的權利，這些人能夠獲得知識，並主導社會機器的運轉。但印刷術本身是一場交流的革命，它帶來了知識爆炸。一般民眾接觸到資訊和科學，意味著民智的開化，這在任何社會都是一件危險的事情。

當下智慧型手機普及，社交網路形成，讓知識共用變得更加容易。毫無醫學知識的人可以很輕易地了解到這個領域的最新進展，也可以輕鬆地知道哪位醫生在這個領域評價最高，去哪家醫院保險報銷比例最大等資訊。

過去的病人走進診間時，問的最多的是——

「醫生，我這個病該怎麼治？」

而現在問的最多的則是——

「醫生，我看網上有人說……您說對不對？」

醫生正逐漸走下神壇，無論再怎麼標榜醫生的技術和經驗，病人都逐漸了解到醫生並非神，醫生只是普通人，也會犯錯誤。了解疾病的治療過程之後，看到網友分享的那些「醫生可能會犯的錯誤」，自然就會有無數雙眼睛盯著醫生，並努力去發現那些對自己可能造成傷害的錯誤。

輸液時，盯著護理師排氣泡的病人變多了，對著輸液拍照片的病人多了；醫生交代病情時錄音的病人多了，對醫生提問的也多了；甚至親人準備上手術臺，家屬會蹲在主任的辦公室門口，盯著看是不是主任親自做的手術。

醫患之間那一堵牆逐漸透明化，甚至被悄無聲息地拆除，醫生的權威受到的質疑與日俱增。

科技仍不斷地發展，病人擁有的訊息量與日俱增。也許將來病人要了解自己的身體狀況，只要透過一項檢測就能夠一目瞭然，不需要醫生接診、問診、查體和檢查。到那時，病人才是最了解自己身體的人。這是否意味著醫療將真的像國外的著作寫的那樣，從醫生主導的「家長式醫療模式」，轉化為病人為中心的「民主式醫療模式」？

05 病人的參與度需要進一步提高

看過《烏合之眾》（*The Crowd A Study Of The Popular Mind*）的讀者也許會反對書中的結論，但有時你不得不承認，即使程序是正義的，民主也可能是無能且低效的。

《未來醫療》裡提出新的醫療革命，即個體參與者IAP（individual active participant）應當上升到與醫生共同決策的級別。例如把現在的「醫生等病人上門」改變成「病人等醫生上門」。我認為這種個體的參與的確是值得鼓勵和提倡的，但不應該做為主導。

例如，糖尿病病人的出院宣教，甚至和用藥一樣關鍵。糖尿病治療的五駕馬車中最主要的部分在於飲食調節和體重控制，而並非採用口服藥物或胰島素注射。因此聰明的病人懂得配合醫生，主動進行節食和鍛鍊，從而在治療中獲得最大的好處。而那些不希望參與治療，得了病就躺在床上一動不動的病人，是在這場IAP革命中最應當為懶惰買單的對象。

再例如腸癌病人的造口護理、新生兒的餵養和撫觸，都是在醫院或宣教中心進行培訓之後，由病人家屬或新生兒家長來配合完成。請記住，家庭是病房最好的延伸，把病房中的工作逐步轉移到家庭中，讓每個病人家屬都掌握這項技能，這也是網路科普資訊最能提供幫助的部分。

民主式醫療能夠增加病人的參與度，增加治療的成功率，但還是不能以病人為中心進行，仍需要醫生引導——做為醫生應該教會病人怎麼做，什麼時候該做什麼，之後病人可以自己努力落實。但是醫生必須明確地、耐心地幫助病人做出醫療決策的選擇，讓病人對醫療過程和醫療結局有充分的認知，因為這是病人的局限所在。

未來，醫生的角色定位可能會發生變化，也許仍然是家長式醫療，但是會從「父母式醫療」變成「兄長式醫療」。

當體液和基因的篩查成為對腫瘤相對「客觀」的檢查時，不需要太多醫生主觀性的參與，醫生的職責就會弱化，醫生將從診斷及技術的第一提供者逐漸轉化為醫療諮詢的建議者。當診斷確定時，根據《NCCN指南》的建議，治療決策也基本確定了，那麼醫生的職責一定是根據你個人的情況，幫助選擇更適合你的治療，叫做個體化治療，或者精準醫療。

例如，當醫療費高到無力負擔時，是不是有一種治療既價格低廉，同時有效性也沒有比最佳方案低多少？又或者病人清晰地理解了指南的建議，也理解如果再次妊娠，病人和孩子的風險都會增加，但即使是這樣，依然願意承擔風險繼續妊娠，醫生能否針對病人的預期做出預防和治療的方案呢？

06 醫生的情緒也需要被管理和照顧

「為什麼醫生的情緒也要被照顧呢？我自己的情緒還沒人照顧呢？我明明付費了，還得順著他？」之所以要和你聊這個問題是因為有個非常明確的大前提，就是我們都希望病人的就診和康復過程是順利的。

很多人聽到我是腫瘤科醫生時，會問：「你每天面對那些生離死別，會不會很難過？還是已經麻木了？」其實，這些場景已經不會給大多數醫生造成任何情緒上的波動了，反而是就診過程中一些雞毛蒜皮的小事，更能擾亂醫生的心境。

有個最常發生的場景：醫生正在看診，突然間冒出來一個掛號排在後面的老先生說「就開個藥」。如果醫生不開，他會絮絮叨叨地說自己趕時間，不是火車的交通班次到點了，就是要去接孫子放學。如果醫生停下看診給他開藥，正在看病的病人會非常不樂意。無論醫生怎麼處理都沒有辦法皆大歡喜。這種情緒持續一天下來，即使是脾氣和態度非常好的醫生，也有可能陷入一種奇怪的氛圍中，甚至最後會以臉紅脖子粗的爭吵收尾。

假設這位醫生就是你爸爸的主治醫生，當他看完門診，晚上七點回到病房準備下班，你不由分說地衝上去問：「醫生，我能和您聊聊我爸爸的病情嗎？」我猜想你的醫生八成是這個反應：「不是聊過了嗎？我之前怎麼說的就怎麼做。」

我想你一定知道醫生比較辛苦，也一定是小心翼翼地去詢問，但面對醫生冷漠甚至有些厭煩的態度，一定會內心感覺有些委屈。接下來會有兩種不同的走向。

【場景A】

你和醫生大吵一架——

「我客客氣氣地問兩句話，你什麼態度啊！」

「我態度怎麼了？」

「你說你怎麼了，你是主治醫生，我問你兩句病情，你什麼態度啊！」

「我沒什麼態度啊，我不是和你都說過了嗎？」

接下來可能會有些護理師和醫生過來勸架。

【場景B】

你先忍下心裡的委屈，第二天白天看見主治醫生心情很好地在護理站和護理師聊天。你走過去，直接、明確地詢問：「醫生，我上次沒聽清楚，請問我們哪天回來複查？」醫生回答：「三週後。」問題解決。

你可能會覺得我只是用了兩個不同場景來告訴你對醫生要尊敬一些，要「能忍」。但實際上，這是絕大多數衝突發生或不發生最真實的場景，而你需要關注的有兩點。

其一，你有沒有注意到在B場景中，最重要的是直接、明確地詢問。這是什麼意思？通常你想和別人聊天時都是先問：「有空嗎？」但是對於醫生來說，這個問題要跳過。在醫院，特別是公立醫院中，雖然你交了醫療費，醫生也拿薪水，但是你的錢在大多數醫院都不會轉化成醫生的收入。醫生的收入和手術量是有關，但關係也不是那麼大，因此多治療一位病人，多看一個門診，並不會增加醫生的收入，也就是說，醫生和你講一句話或講一天一夜的收入是相等的。所以從經濟學的角度來說，醫生提供服務的價格會隨著服務的增加而不斷下降，所以醫生和病人的聊天通常是「收攏式」的——一切向著解決問題最簡單的途徑前進，而不進行開放式地發問和回答。

如果你想尊重一位醫生，就得尊重他的時間。理解這一點，才能有效地對你的醫生進行時間管理。

不要用「我們聊聊吧」這種開放式開頭，這會讓醫生覺得這個「聊聊」無法短時間內結束。如果醫生比較忙，或者雖然不忙，但想休息十分鐘喘口氣，就會抗拒和你聊。但直接問幾個明確的小問題，醫生反而會給你最直接的回覆。

其二，選擇合適的時間也很重要。我曾有半夜十二點下手術臺時，當天第一臺手術的家屬衝過來問手術情況的經歷。白天已說過「手術順利」，家屬還繼續問是因為內心焦慮，希望得到醫生的肯定和安慰。但不分場合和時間的詢問是對醫生時間和精力的不尊重，會讓醫生認定你是個「不懂事」的家屬，因此態度會比較冷漠。

病人和醫生不太可能在醫院裡成為朋友。我有相當多病人朋友，但大多不是在就診時成為朋友。醫生能夠長期交往並給予幫助的朋友，一定都是「懂事」的。說個真實故事，有次半夜二點，一位手術後五年的病人打電話問我便祕該吃什麼藥。我回答之後，就對這個號碼採取了特殊措施。你當然可以站在道德制高點來批評我的做法，但我還是想要好好地活著。

病人找醫生，大多數時候不像在網上挑選貨物，看完所有的商品之後挑一個最適合的款式。選擇醫生存在著相當大的偶然性，治療效果也是個概率事件。在你的情緒允許範圍內，克制想和醫生聊天的本能，時刻提醒自己目標是讓病人順利地在醫院完成治療任務，在這個前提下，適度地理解和善待你的醫生，包括他的精力和時間。

07 如何優雅地表示感謝？

有一次，在手術室裡，病人被「麻翻了」之後，手術室的流動護理師脫下病人的褲子，居然發現病人褲子裡掉出來一疊大鈔，上面有個紙條寫著「感謝醫生」。

手術室護理師是見慣世面的老鳥了，扯著嗓子喊著：「喔喲，現在病人上供愈來愈溜了！道上混的吧！」惹得一群醫護人員大笑。笑歸笑，所有人還是把錢原封不動地放回他的口袋裡。但最可笑的是，從手術室到甦醒室再回到病房這一路上，護理師都要進行核對和交接，上一班護理師都要對下一班護理師交代：此病人口袋裡有五千元，上面捆著的繩子是完整的（意思是說，我知道這錢但沒動過，我可告訴你了啊）。

看到這裡，你一定認為我接下來要講如何優雅又不失體面地遞紅包，那可就錯了，這種事情我是不會幹的。我也不會說所有的醫生都不收紅包，畢竟各式各樣的醫生都是客觀存在的。但我從醫生的角度負責任地告訴你，有沒有給紅包真的不會造成醫療品質上的差別。我無意歌頌醫生多麼崇高或醫生道德如何高尚，但客觀上講，不論任何原因，醫生讓病人的治療效果有了一絲一毫的折扣，他都要花更多時間對病人解釋或進行補救，還可能因這次醫療效果不佳損失很多潛在的病人，對醫生來說，真的是一點好處都沒有。

說點實在的，做為醫生，我會不會希望病人對我表示感謝呢？

當然也會。

如果我帶孩子去遊樂場玩時，剛好碰到病人朋友給我行個方便，讓孩子玩個盡興。在節日期間，收到以前的病人朋友一張賀卡、幾包牛肉乾，也會十分高興。更功利些來說，我也希望結交能幫助我的好朋友。

我不提倡給醫生送禮，但人際的往來本身就是一件再正常不過的事情，過度的道德綁架或金錢交易都是畸形的，一切順其自然地發生就是最好的。

我曾收到很多病人自己的字畫和出版的書籍，與金錢無關，重點是這是他們最引以為傲的東西，對我來說就是珍貴的饋贈。我記憶最深刻的是一個老爺爺送給我一塊糖。

他是位八十三歲的老爺爺，剛做完結腸癌手術。兒女都在國外，手術是老倆口瞞著孩子們做的。雖然我一再強調這不是一個小手術，兒女最好能回來看看，但老人家還是說孩子們已經有自己的事業和家庭，成年了就要過自己的生活。手術結束之後，恢復很順利。他們出院時，我剛好做手術去了，回來時驚喜地收到了這份神祕的禮物。

經常有病人來問我，紅包應該怎麼送，送給誰，送多少，這些問題我一律拒絕回答。如果你信任這位醫生，在手術結束順利出院之後，你和醫生已經不是醫患關係時，再做出感謝的行動會降低很多醫生的防備，因為這時你所表達出來的「善意」和「感激」更真實。手術之前送紅包，你的「感激」更像是一種試探和裹挾，是焦慮、恐懼和不安狀態下無可奈何的舉動。

我並不主張送鈔票或錦旗、匾額。鈔票太明顯，錦旗、匾額太沒用。如果你真心感激這位醫生，只要拿出你覺得最有誠意的東西就好。之所以讓你治療後再表達感謝，因為我覺得不該只是花錢買個安心，而應抱著交朋友的真心實意和醫生產生交集。

癌症的康復是個漫長的過程，希望你透過任何能想到的方式和你的主治醫生成為好朋友。我的病人朋友，他們每三個月、半年的複查來醫院掛號做檢查，不需要等檢查結果出來才可以回家，我抽空看一眼檢查結果，告訴他們沒事，就省了他們太多時間。而我之所以這樣做，並不是貪圖他們的禮物或財物，而是那些年輕人確實很懂得如何和我這個同齡的醫生做朋友。

做為醫生，我要求真的不多，只要你能夠認可並相信我是想幫助你的，對我的所作所為真心表示感激，這樣的病人我留個聯繫方式是隨手的事情。你時不時對我的發文按個讚，節日時發個簡單的祝福，我出於禮尚往來，看一下報告、回答一點病情方面的問題，確實是舉手之勞。

總之，你要努力讓醫生知道你的ＥＱ很高，不是個不懂事的人。同時，也可以主動地、自然大方地讓醫生知道你是哪個行業的人，有哪些能夠為別人提供幫助的地方。交朋友最重要的就是能夠互相幫忙，這方面，你主動一些完全沒有問題。

我的老婆總是吐槽我不會說話，做為腫瘤科醫生，我常說：「如果以後有問題可以找我。」她覺得這樣太不吉利，別人才不想有事找你呢。我現在會換個說法：「我是腫瘤科醫生，祝你們以後不用找我。」大家相視一笑。在癌症發病率日漸升高的現狀下（中國民眾一生的罹癌率大概在二〇％～三〇％），他多半會因自己或家人的腫瘤困擾來諮詢我。如果你剛好機緣巧合結識一些醫生朋友，建議你把握住，這樣的朋友不可多得，平時也要記得偶爾關心哦。

第二章

心態篇

癌症沒有想像中那麼可怕

第一節 收到癌症診斷書後，到底要不要告訴他？

實習時，我看到護理站正中間有一塊板子，上面插著紅、黃、藍、綠各種顏色的小卡片，卡片上寫著病人的名字，顏色代表的是不同的主治醫生，這就是科室病人一覽表。

我注意到其中一個小紙片的右下角寫著「不知情」，就問當時的指導老師是什麼意思。老師詭異地笑了一下，和我比了個「噓」的動作說：「就是病人不知情。我跟你說，這種病人最好少招惹，小心說漏嘴了，家屬找你麻煩。」

但是巧了，我當時跟的住院醫生學長剛好管這位病人。學長說病人是近期大便有血才發現結腸上長了個不小的腫瘤。他的女兒和所有的醫生、護理師都交待了千萬不要告訴他病情，怕他知道受不了。學長讓我去問病史寫個病理報告，我非常緊張地去了，心裡一直默念：「不要說漏嘴，不要說漏嘴。」

他是位看起來很慈祥的爺爺，大概七十多歲，要做結腸癌手術。我翻出小本子問起病史，從現病史到既往史都非常順利，直到我問他是「大便發黑，還是便裡有血；是先有血再有便，還是先有便最後有血」這些臨床的基本問題。

老爺爺狡黠地笑笑，反問了我一個很有殺傷性的問題：「小夥子，你說說，除了腫瘤，還有什麼病和我一樣便血的？」

「這個……應該……好像……」

我那時資歷尚淺，社會經驗和臨床經驗都嚴重不足，被這個問題問得啞口無言。老爺爺長舒一口氣，邊笑邊點頭，彷彿一下子釋然了。他似乎看出了我緊張又忐忑的心情，揮揮手說：「坐坐坐，別客氣，我們聊兩句。」

「小夥子，其實我早就知道自己什麼病了，你說我得的病不是結腸癌，我又沒傻是不是？前兩年我老伴得癌時，我就和女兒一起瞞著她。現在輪到自己了，你說他們怎麼瞞得過我？」

我有些納悶地問：「那您，為何看起來……好像確實不知道？」話剛說出去我就想抽自己一巴掌，他不傻，是我傻啊，這不是典型地被人套話了嗎？死不承認就是了啊！然而老人家似乎無所謂的樣子，好像確實已經知道這件事很久了。

「這不是裝傻嗎？難得糊塗啊，兒女們又不是安的壞心，不就是怕我擔心嗎？是吧？但是這人啊，真的都太了解自己的身體了。以前我的身體棒得很，年輕時估計比你跑得都快。這幾年爬山都沒問題。這幾個月感覺實在太虛弱了，我就知道肯定是哪裡出問題了，果然，逃不掉啊，呵呵。」

老人搖搖頭嘆口氣，但沒有感覺到他很絕望，反而看起來十分坦然，一副大限將至無所畏懼，反而和閻王爺下著棋談笑風生的感覺。

我發現確實說不了假話了，也打趣道：「那就是說，孩子不想讓您知道，您不想讓孩子知道您知道，我的媽呀，您這一家無間道啊。」我在心裡還想了一句特別好笑的話：現在我知道了，那我還不能讓家屬知道我知道他知道……

走時，老爺爺對著我擠了擠眼睛，看來，我確實要幫兩邊保守祕密了。

做了好多年的腫瘤科醫生後我才發現，這種情況不是偶然，甚至是一種普遍現象。家屬和病人之間好像隔著層窗戶紙，哪怕彼此都知道對方已經感受到了，也不會說破。雙方像站在一個微妙又危險的信息蹺蹺板上，誰也不敢輕舉妄動。

01 只有病人沒有知情權嗎？

學醫時，老師說：這種情況只有在中國才有，因為中國的病人沒有知情權，只有家屬才有知情權。在美國是由病人來決定家屬是否有知情權，因為病情屬於病人的隱私，他才享有最主要的決定權。

然而事實上，問題並非這樣絕對，世界各國都有類似的研究來解答這個問題：病人到底想不想知道病情，以及病人家屬到底會不會告知真實的病情。

來自義大利拉紮羅•雷佩托（Lazzaro Repetto）的一項研究發現，在一百九十四名老年癌症病人的家屬中，六四•八％的人選擇把完整的資訊告訴病人，包括診斷內容、治療方案和預後情況。另外，病人的配偶更傾向告知病情（八〇％），而孩子更傾向不告知（五八•七％）。研究表明，不告知病人病情其實和病人本身的意願不相關，而是與監護人／提供照顧的家屬的心理脆弱度以及需求最相關。由於老年人需要家庭來解決自己的健康問題，家屬的技能和心態尤為重要。

只能說在中國，知情權的缺失確實更普遍，但即使是這樣，中國的病人當中，也有七五％的病人明確表示：他想了解自己的病情。

為什麼在中國這個問題顯得尤為嚴重呢？是由於父輩和我們之間的知識結構差別過大，導致兩代人對疾病的理解不一樣。說白了，就是他們不懂，或者是我們認為他們不懂。很多老人只有小學或初中程度，一輩子務農、做工，大字也不認得幾個。你讓他知道自己得了腫瘤，他只能想到鄰居誰誰得了腫瘤死掉了，然後就沉浸在抑鬱的心情中無法自拔，而不會想到應該如何治療的問題。

兩代人的文化差距不太大時，隱瞞情況就會比較少。我曾有位病人是清華大學的老教授，他把自己的血檢結果做成曲線圖進行統計分析。我問他兒子有沒有瞞著父親的病情，兒子撓撓頭說：「我還瞞他？他比我們誰都精明，誰能瞞得住他？」

正是因為這種差距，或說差別的存在，讓年輕一代認為自己需要瞞，也有能力瞞。父輩不需要聽懂這些，只要按晚輩說的去做就好了。

從另一個角度來分析，病人為什麼會心甘情願「被瞞」呢？我相信，如果不是自身患病問題，而是房子要拆遷了，會給多少補償款或換哪裡的房，你的父親是不可能由著你瞞的。其中有個非常大的問題是：看病是需要花錢的。我們都知道健康保險不能報銷全部，誰花錢，理論上就由誰來做主。當健康問題涉及金錢，就變成非常複雜的社會經濟問題。

我在病房看到一位老人唉聲嘆氣，就上去攀談了兩句。他剛做完手術，手術病理是中期。於是安慰道：「那就補點化療吧，反正化療也沒什麼的，現在的不舒服程度比以前小多了。」

但他不停地「嘖嘖」著，似乎心裡有些不滿：「我不是擔心這個問題，我其實是擔心……哎……」

我有點納悶。

「我就跟你直說了吧，我兒子他們說我這個是早期，不用化療了。但是我一查，這個好像得化療，你看你也說需要化療，是吧？」

我不明就裡地點點頭。

「其實吧，我給孩子買完房，手裡就不剩幾個錢了，現在給他們帶孩子，我每個月的退休金還得往裡貼補不少。所以他們現在跟我說不用化療了，我就想他們是不是怕花錢啊，我估計就是這個兒媳婦不想給我好好治！」

我勸道：「那要不您就自己治啊，現在化療不用花太多錢。」

老人家白了我一眼：「你說沒多少錢可輕鬆，我們小老百姓手裡能有多少錢，我現在口袋裡就幾萬塊錢積蓄了。我要主動說治，他們肯定讓我自己出錢，我才不出呢，醫生你幫我勸勸他們說這個不化療不行，我這不能耽誤了啊！」

這又是一齣家庭倫理劇。這種事我向來不摻和，我和老人說：「下次查房時您主動問一下，我也會和家屬提出建議。至於怎麼選擇，您一家人還是坐下來心平氣和好好商量。」

我忘不了當時他那個眼神。這樣的劇情在醫院時常都在發生。

誰出錢，誰知情。

02 「善意的謊言」有哪些辦法？

幾乎每家癌症醫院的門口都有一家列印店。一次我去列印標書，聽到旁邊的大叔問：「小妹妹，請問這個你們這兒能做嗎？」他從口袋裡掏出一張圖，赫然是我們醫院的病理診斷報告。年輕女孩挑起眉毛看了一眼，還沒等大叔說什麼，就立馬點點頭說：「沒問題，改成良性的是吧。哦，你這個寫的是腺癌，就改成腺瘤好了。你看他這個淋巴結轉移呢，比如把這個4/5，意思就是五個淋巴結有四個是轉移的，我給你改成0/5，你就解釋說沒有轉移，這樣您看行吧。他們都這麼改的，我們每天改個幾十份，很熟練了，一張報告三十塊錢。」

我不得不驚訝，現在列印店的年輕女孩看個病理報告都這麼專業了！一天改幾十份，按照我們醫院的這個流量，感覺至少有十分之一的家屬都來這裡改過報告啊。再加上去其他列印店修改的，自己在家修改的，可能就更多了。

看病時，我們經常碰到家屬給我們看的病理文件是他們精心修改過的，然後從口袋裡掏出一張破破爛爛的紙，是「正本」。

有時，醫院會開一些口服的化療藥物，很多家屬去藥店買一堆維生素片，用藥掉包，跟老人說醫生讓每天補充維生素。這種做法是有風險的，因為化療藥物吃二週後要休息一週，有些老人當它是維生素片一直吃，還好發現得及時，不然後果不堪設想。多吃兩天化療藥可能還沒什麼，但是你要瞞一個人，就需要讓他以外的所有人都知道真相才行，不然這個藥如果被不知情的人吃掉，或者被家裡的小孩子誤服，那真的會毀掉不止一個人的生活。

我還聽說一些家屬會買通周圍的病人，例如給周圍的病人都送點吃的喝的，讓他們都自稱是諸如潰瘍、囊腫之類的毛病，然後忽悠自己的親人說他得的也是良性病。

當然，絕大多數的病人家屬都會在第一次看醫生時，提前走進診室，跟醫生「交代」幾句。我不得不說，你們「交代」時，不妨多學習一下《演員的自我修養》。行為鬼鬼祟祟，神態極其不安，在病人眼皮子底下互相使眼色，就像電視劇裡那些騙騙皇上一樣的大豬蹄子，現實生活中只要這個人不傻都知道你們是什麼意思。

在癌症醫院，你大可放心，醫生們通常比你還謹慎，能不和病人說的都不會說，都會先問家屬是誰。從求生欲的角度來說，醫生更怕被家屬揍，所以請放寬心。

03 如何判斷是否要告知「罹癌」這件事？

不同病情選擇的策略大不同。

若是早期病人，如實告知或善意隱瞞均可。李女士今年四十五歲，發現早期肺癌，已經做了手術，手術結果顯示也是早期。家屬可以選擇告知實情，畢竟是早期，病人可以逐漸接受現實。有的家屬選擇隱瞞，反正是早期，後續也很少復發，更無需進一步治療。這兩種選擇都沒有原則性錯誤。

中期病人，必須告知。王先生今年五十歲，胃癌中期，醫生認為手術後需要做化療進行鞏固。從醫生角度來說，這種情況建議一定要告知，不要只顧著擔心病人發現自己罹癌一事。很多病人在不知實情的情況下，會選擇「不化療」，對於病情來說是最不利的。如果只是因擔心告知病情而私自改變了醫生制定的治療決策，病人可能遭受更嚴重的潛在傷害，也就是說你看似「溫柔」的決定可能會造成更大的傷害。

晚期病人，可難得糊塗。張先生七十五歲，胃癌晚期。醫生認為無論是從疾病治療角度，還是從張先生身體耐受角度，都沒有非常好的治療模式，醫生不建議更積極地治療。對於這樣的病人，我們唯一能做的就是提高病人的生活品質，減少疾病痛苦，而不是以治癒癌症和延長壽命為目標。因此在告知策略上，可以採用「難得糊塗」的心態隱瞞病人。

不同文化程度的策略也不同。對於不同知識層次的人要選擇不同的解釋策略。

老年、受教育程度低的病人，可一切從簡。假設要給小學程度的八十歲奶奶解釋癌症，很難從基因突變等角度來解釋癌症為什麼發生，也很難從「五年生存率」這些名詞來描述能不能治好，你可能需要換成的詞彙是「沒事，醫生說切除就可以了」、「肺裡長了個小疙瘩，指甲蓋這麼小，良性的」、「就做個小手術」等，用她熟悉的詞彙來降低老人的緊張感。

年輕、受教育程度高的病人，可如實告知。如果你面對的是一位三、四十歲受過高等教育的中青年，做為他的伴侶，你不可能完全瞞得住。他對自己的病情有更強的了解意願，也有能力自行在網上查詢資料。對於這樣的病人，無論是你還是醫生，都應該用更專業規範的語言來精準地描述疾病的狀態。

重要的不是說什麼，而是怎麼說。告知壞消息的過程中，有哪些方法呢？做為醫生，我不主張一味地隱瞞，選擇合適的方法告知可以有效降低病人遭遇巨大心理創傷的程度，縮短病人從被動接受壞消息到主動接納壞消息的時間。

美國MD安德森癌症中心的心理學教授曾提出針對癌症病人的「壞消息六步溝通法」，設計目的是從流程上幫助醫護人員更好地告知病人和家屬實情，做為家屬的你也可以借鑑。

壞消息六步溝通法

第一步：預測談話結果

在內心演練一遍，把要說的事情和朋友或親人先梳理一下，做到用合適的方式和語氣，明確地表達要講的內容。

選擇一個合適的場所，注意隱私保護，讓對方來決定是自己聽，還是找最信任的親人一起聽。

第二步：預測病人的想法

一方面要了解病人對自己疾病的認識，比如問：「你知道我們最近做的檢查都是為什麼嗎？」透過旁敲側擊的方法來感知病人目前對疾病的了解程度，有些病人可能完全沒有了解，而有些可能偶然看到了一些，已經知道了八、九成。

第三步：徵得病人的同意

即使你明確病人很想知道自己的情況（大部分人都有此意願），也要徵求病人的同意，但是這一點要注意方式和語氣，例如：「你想不想聽我說說醫生怎麼講的？你想不想看看檢查結果？」同時，你可以多正面地講到你和醫生為此進行的努力，讓病人盡可能感到安心，認為你一方面考慮了他的心情，一方面又把他的事情處理得十分妥善。

第四步：給予背景資訊

告知實情時，大多是你說他聽，所以要注意以下幾點：

一、從病人能夠理解的講起，比如目前哪裡有個腫瘤，腫瘤有沒有擴散；

二、避免過於直接的說法，比如「醫生說現在情況很不樂觀，沒什麼希望了，晚期了，已經耽誤了」等；

三、循序漸進地解釋，確保病人聽懂了再進入下一個知識點／環節；

四、如果預後的確非常不好，避免表現出「只能這樣了」的態度，永遠要給病人留以希望。可以用對比法來表示病人的病情不是最糟糕的。舉個常用的小例子，如果是非小細胞肺癌，就可以說這個預後好，治癒率高；如果是小細胞肺癌，就可以說這個對於放療、化療特別敏感，給病人留以希望。

第五步：富有同理心

你永遠不能代替病人去完成接受的這個環節，任何人接受壞消息都會有拒絕、沮喪、抑鬱、接納等幾個過程。每個人從拒絕到接納的過程可能非常不一樣，但都是無法走捷徑的。

很多病人家屬會說：「你看我就說不能告訴他吧，他知道之後整個人都垮了，飯也吃不下，覺也睡不著。」有些家屬甚至會責怪病人：「不都說了沒什麼事嗎？你為何還胡思亂想？」這些都是不對的，一定要給病人充分的時間來接受和消化，他的任何情緒都應當被理解和包容，家屬要做的就是積極陪伴，不能急於求成。

第六步：共同想辦法和總結

最終要給病人結論性總結，告訴他目前在怎樣的狀態，我們未來要朝哪個方向努力，讓病人時刻保有希望。讓病人了解你和他是同一陣線的戰友，你會傾聽他的心思，感知他的情緒。適度地擁抱讓他感受到你的溫暖，並讓他能充分地信任你，你可以和他一起積極地尋找對策。

要接受他的崩潰，這是正常的，也是必經的過程，旁人無法替代。這不是什麼壞事。人在接受壞消息，特別是癌症這種重大疾病時，要經過「拒絕承認現實，憤怒，尋找虛假希望，抑鬱，最終接受現實」這五個階段。人和壞消息和解是需要時間的，不要低估任何人，也不要剝奪任何人思考生命終結的機會。如果病人向你求證，你卻一直用謊言蒙蔽他，到了最後一、兩個月無法行動時，才得知一直被隱瞞的真相，這時他連最後想圓夢的機會都沒有，又何嘗不是真正的殘忍？

第二節 家人罹癌，你可以不用裝得那麼堅強

張雪是一位肺癌病人的女兒，第一次見面時我就對她印象深刻。她對醫生、護理師非常有禮貌，健康保險的手續辦得井井有條，和醫生溝通一說就明白，十分有分寸感，不毛躁，不冒失，大方得體。然而我之所以能記住她，更多是因為她的父親。

我查房時，總能看到她父親叉著腰罵她。張雪就在一旁聽著，勉強保持著微笑，似乎不希望被醫生發現他們父女之間的不愉快。無論再怎麼委屈，張雪總是把看病放在第一位。

我偶然聽到幾句：「你去上班吧！放我一個人在這裡死掉算了！生的女兒就是別人的！」一般人聽到這種話總會忍不住為張雪說兩句好話，但做為醫生，我很少插手病人的家事。有一天，我看到張雪在牆角哭，心裡大致明白是怎麼回事，走上前去遞了張紙巾。

當這個大方得體的女兒卸下了防備，我才知道她讓自己堅強起來有多不容易。家裡的錢給父親

看病花得差不多了。父親脾氣不好，和親戚之間沒什麼來往，不方便借錢。自己剛開始工作，又不敢多請假，都是盡量抽空來陪父親。母親和父親關係也不好，這段時間母親要照顧外婆也無法過來。

「我每次都跟自己說，要努力對他好點，他是個病人啊。」張雪這樣說道。我彷彿看到了《神雕俠侶》中那位叫做公孫綠萼的姑娘。面對生父，即便知道自己被利用、被傷害，也無法抗拒。我想，這大概是兒女們對孝道最基本的理解，也是最無奈的接受。

但是醒醒啊，他只是病了，僅此而已。

有個非常滑稽的電影片段，出自《三少爺的劍》。

夫子熟讀孔、孟，是這裡最有文化的人，劍客問他：「如果明天你就要死了，今天會做什麼？」夫子說：「我會好好地安排自己的後事，然後靜靜地死去。」

劍客逼迫他說實話，他一下子急了，跳上桌子喊道：「我會去青樓把最美的姑娘都叫來，然後脫光了衣服和她們睡覺！睡完了覺，我再去賭一場！真的！我這一輩子就想做這兩件事！我要嫖！我要賭！」

很多人一生活得非常規矩克制，但面臨死亡時，會把人性中最真實的欲望解放出來。我見過很多人成為病人之後，脾氣變得異常暴躁，原本和藹可親的家長會一夜之間變得凶神惡煞，難以溝通。

你一定聽過史丹佛的獄卒實驗，雖然這個著名的心理學故事已經被證偽了，但不影響我們認可這個故事所帶來的結論，因為在生活中比比皆是。當一個人被賦予某種權力，就有可能出現權力的失控。癌症病人有時會認為「我是個病人，你們都應該順著我」，其實這是一種不健康的思維模式，它不會因家屬一味忍讓和順從就改變。

這就是權力失衡的表現，做為一個病人，他在家庭這個小空間裡獲得了至高無上的選擇權和支配權，沒有人敢忤逆他的意見，他利用家人對他的同情和一點點愧咎，甚至對家人造成傷害也無動於衷。在醫院裡，你既能看到為了不給自己的孩子添麻煩而走上絕路的病人，也能夠看到每天都像個醉鬼一樣罵配偶、罵孩子的病人。

你選擇無條件地讓步和妥協，就像你對自己的孩子那樣努力地包容和理解生病的親人，只會讓權力失衡愈發嚴重。你需要讓他知道，你已經很努力並且問心無愧，逐漸把你們的角色轉變為平等而非一方的絕對壓制。

我無法告訴你應該怎麼做，每個家庭都有自己的解決方案，也許是一次痛徹心扉的爭吵，也許是一次暖心的秉燭夜談，也許是彼此留足了空間的冷戰。但是，如果你認為病人的無理取鬧已經超過你的忍耐程度，請一定要堅決地把關係處理好，這是未來雙方都能夠正常地對抗疾病的前提。

提醒即將開始照顧癌症病人的朋友，一定要像對待健康的家人那樣對待患病的家人。不要因為親情的羈絆而過於退讓。一旦病人的「強勢」被養成，再糾正就要花更多時間和精力。另外，家屬之間要互相幫助。在病人面前多讚美，少抱怨。有些家屬會在病人面前講其他家屬的壞話，例如「就我來探望，那個誰一直都不來」、「錢都是我和您出的，老二掙那麼多錢都不說多出點」、「當時要是聽鄰居的用進口藥估計就不復發了，都是老大說國產的也行，他就是圖便宜」。這種話只會讓病人留下心結，增加病人的不幸福感。

和張雪簡單說了說我的想法，之後那段時間，她沒再出現，只留看護照顧父親，她父親罵罵咧咧了兩天。看護聽不下去，開始勸說孩子給我們出錢出力看病那是福分。旁邊床的男病人也一個勁兒地勸他。這位病人被「晾」了幾天之後，突然有天好像回過神來，再沒有那麼盛氣凌人了，肩膀耷拉下來，也沒有了之前的怒容。

張雪再次出現是辦理出院手續。我在護理站遠遠地看著他們。

張雪走進病房，用平靜的、聽不出喜怒的口吻說：「爸，出院辦好了，走吧。」

病人點點頭：「嗯，走吧。」

兩個人之間的情感淡了許多，但我相信他們會好的。當關係擺到正常的狀態，做為女兒的她盡力而為，做為父親的他懂得感恩知足，她最終能夠找回那個過去嚴肅卻負責的父親，他也能找回那個懂事又體貼的女兒。

疾病落在家庭上是個巨大的打擊，但正因有這樣的打擊，我們才更珍惜彼此。每個人對於這個世界都是微不足道的一粒沙子，但對彼此而言是絕對的依靠。

這就是家啊。

01 成為太陽，才能照亮你的月亮

你是否曾在回家之前先努力哭好哭滿，哭得沒力氣了才敢邁進家門？

你是否看到家裡出現任何「癌」的字眼都會趕緊蓋住，聽到電視臺播放相關的內容就趕緊轉臺？

你有沒有偷偷買了很多防癌、抗癌的書籍但從來不敢拿進家門？

你有沒有在醫生不小心告訴病人罹癌的事情之後怒不可遏？

如果是，那麼很抱歉地提醒你，你也許患上了「家屬敏感綜合症」。你對於癌症的一切都過於敏感，你對於病人的關心體現在想幫他扛下所有的傷害，你不願放棄一絲一毫幫他回復健康的希望。但也許對他造成最大傷害的，會是你。

我們大多數人都不是天生的演員，無法做到喜怒不形於色。如果沒有接受過系統的培訓，又想硬演，結果一定是動作僵硬變形，演出來的樣子甚至都無法讓自己相信。

病人是月亮，能照亮他的只有太陽。你只有先點亮自己成為太陽，才能照進他的內心。

我有位很好的朋友小玉，她的媽媽得了肺癌。她的社交平臺上都在給自己打氣，轉發很多心靈雞湯的故事，但是每天都要做很久的心理建設才能回家。她說面對媽媽時總是忍不住想哭，只要哭了，媽媽就會認為是自己的病不樂觀。「我可以背地裡哭，但我當面必須要笑。」她不讓媽媽做任何家務，不做帶孩子這種「繁忙的」、「會引起免疫功能下降的」的事，天天在家裡養著。

送了她一本我寫的《癌症病人怎麼吃》，她包上了厚厚的書皮，似乎要用一層封印蓋住那兩個不願意看到的字。她不想讓這個世界知道她的祕密，甚至連媽媽也不能知道，她只希望隻身與癌症抗爭。直到有一天，她發現家裡的桌上赫然擺著一本《癌症病人怎麼吃》，書上還有媽媽做的標記。媽媽當時不在家，她到處問是誰給媽媽買的書，還一度懷疑是我寄錯了，又寄了一本給她。她整個人崩潰了，覺得辛辛苦苦編的童話被這本書給戳破了。

正心急如焚時，媽媽回家了。「哦，書店裡看到就買來讀讀，還挺有意思的。之前聽他們說覺得挺嚇人的，原來啊這病別人家也得。我多看看長長知識，反而覺得沒那麼嚇人了，呵呵。」

小玉說她壓抑了幾個月的情緒一下噴湧出來。一直佯裝的堅強在那一刻不堪一擊。她發現自己不是那個能夠給媽媽帶來正能量的太陽，只不過是個佯裝大人的孩子罷了。

02 允許病人有壞情緒

癌症病人最難過的夜晚通常不是手術前的那個夜晚，而是出病理報告的前一天。明天就知道得的是不是癌，是早期還是晚期。這個夜晚是最難熬的，而病人拿到報告的那一刻，你猜他們最希望聽到的消息是什麼？是一切都弄錯了，醫生弄混了片子，把癌症病人的片子錯認為他的。即使這種虛驚一場的例子幾乎從來沒有發生過，也阻止不了大家懷有這樣的希冀。

有些人認為癌症病人不該抑鬱，不該發脾氣，應該勇敢地與疾病鬥爭，這樣才是求生存最該有的狀態。這話沒錯，但大多數人知道自己罹癌的第一時間湧出的情緒是憤怒和抑鬱，需要一段時間才能平和地接受這個事實。這段時間內，病人會有各種不同表達情緒的方式，甚至會罵人、砸東西、自我放逐或者發瘋地沉迷某件事物。家屬需要做的是引導和疏通，而不是堵住他的表達。

有個乳腺癌病人的老伴逢人便說：「哎，她就是情緒不好，脾氣不好，天天悶著，才憋出這個病，乳腺癌就喜歡小心眼的人。」他最開始時也許只是為了獲得朋友的支持，畢竟明明到了安享晚年的年紀，卻要天天和上班一樣帶老伴去看病，還要負責家務和送飯。但是天下沒有不透風的牆，這些話很快就傳到病人的耳朵裡。可想而知，她本就脆弱的情緒又受到重重一擊，慢慢地就呈現出抑鬱的狀態。

這些話對於病人來說無疑是「二次傷害」，不僅會引起病人的情緒失控，更可能成為病人「黑化」的導火線。不要隨便給病人的病情歸因，疾病對於每個人來說都是概率事件，就像有人從牆外往牆內扔磚頭，砸著誰是誰。你不該指責病人，正相反，應該理解病人的情緒是合理的。

除了心理上的打擊之外，癌症病人還面臨著身體上的痛苦。經歷過支氣管鏡檢查（令人絕望的瀕死感，有的人形容像溺水死過去被搶救回來一樣）*、核磁共振檢查（被放進一個狹小的盒子裡聽著機器巨大的嗡鳴半個小時）、手術（擔憂自己睡過去再也醒不過來）和化療（上吐下瀉），再加上癌症本身帶來的疼痛和因此導致的睡眠剝奪，你讓病人如何保持良好的情緒？如果你親身經歷了這場身體和精神的雙重暴擊，就能理解癌症病人了。

令人欣慰的是，從臨床醫生的經驗來看，這種極端的情緒通常不會超過三個月。最開始時病人會焦慮、失眠，甚至因為一些小事對家人發火。之後，他慢慢學會了開玩笑，能和別人自然地提起自己的病，慢慢嘗試著安排自己的後事。過了一、兩年，他發現真的沒有復發的跡象，會感恩生命賜予他的重生，開始反思之前的壞脾氣，對人生重新燃起了希望，甚至想多做一些有價值的事情來回饋家庭。這個過程是一個人重新認識生命的過程，不要打斷或者人為地加速它。你需要努力讓自己保持正能量的狀態，陪他一起經歷這場蛻變。

*編註：亦可選擇無痛支氣管鏡檢查，但屬於自費項目。

第三節 遊戲能幫助病人獲得持久的心流體驗

看到這個題目，你可能覺得有些突兀。癌症是一件非常殘酷的事，不僅是對病人的一次人生重創，更可能將人生帶向萬劫不復的深淵。這一切和「遊戲」帶來的情感應當截然不同才對。

讓我們先回顧一部義大利電影《美麗人生》（La vita è bella）。這部奧斯卡最佳外語影片講述的是二戰期間，一個幸福的猶太人家庭因希特勒的血洗猶太人計畫而被關進了納粹集中營。幽默而勇敢的父親為了保留孩子的童真和快樂，和兒子開啟了一場「遊戲」，而遊戲的最終勝利者可以獲得一輛坦克車。年幼的孩子多麼想要一輛屬於自己的坦克車呀。於是他按照爸爸設計的遊戲規則，幸運地躲開了所有法西斯的迫害。爸爸被抓走時還努力暗示兒子不要出來，最終爸爸死於納粹槍下。

第二天黎明，一輛真的坦克車轟隆隆地開到了小男孩的面前，一個美國士兵將他抱上了坦克，而後與關押在另一個集中營的媽媽團聚了，他「贏得」了這場遊戲。

這部電影中，偉大的父愛感動了太多人。父親設計的「遊戲」陪伴著孩子走過了納粹集中營的饑餓、恐懼和寂寞。這就是「遊戲」的神奇魔力。我們今天要探討的，正是如何巧妙地應用「遊戲」讓人獲得持續的心流體驗。

01 持續的心流體驗是病人需要追求的最佳狀態

「心流體驗」一詞出自心理學家米哈里・契克森米哈伊（Mihaly Csikszentmihalyi）《心流》（*Flow: The Psychology of Optimal Experience*），它描述的是一種將個體注意力完全投注在某種活動上的感覺；心流產生的同時伴有高度的興奮及充實感。米哈里提出使心流產生的活動有以下特徵：我們對於所從事的活動是力所能及的，且具有一定挑戰性，我們可以透過不斷地練習來增加完成它的能力。

你可能會想，如果病人教育程度不高，和他講心流體驗不是對牛彈琴嗎？這個想法不對。心流的偉大之處在於它屬於全人類，人類所有的欲望、自私和善良都是心流得以存在的基礎。一個畫家可能會在畫了一年終於完工的畫作前痛哭流涕，一個農民也可能會躺在豐收的麥田裡感受發自內心的歡喜。

米哈里認為心流的產生需要一些條件。它不會因物質而憑空產生，例如你剛剛繼承了幾億遺產，因而搬進了一間豪宅中，你可能會產生一瞬間的快樂情緒，但那並不是心流。心流的產生需要一定的障礙，人透過堅持不懈的努力而最終克服困難達成了某個心目中特定的目標時，產生的幸福和充實感才是心流。

對於癌症病人來說，這是最完美的解藥。癌症在目前仍是一種我們不能完全理解、大部分病人無法痊癒的疾病，如何能在癌症的打擊下重新找回健康的生活，甚至如鳳凰涅槃般獲得高於普通人的人生體驗，都需要不斷追尋持續的心流體驗。

我講個例子。作家追求的永遠是寫出讓自己覺得滿意的作品，每寫出一部作品就獲得了短暫的心流體驗。之後他會對自己提出更高的要求，要求進一步突破。這個過程中，他精進了寫作的技巧，因而有能力向新目標繼續挑戰。經過一段時間的努力之後，他再次成功超越了原來的自己完成了一部新作品，他的這種感受就可以定義為持續的心流體驗。這樣的人生可說是最幸福的，其與金錢的關係並不絕對，但更多作品帶來更多收入同樣會增加他的幸福感。

對於癌症病人，你可能無法改變最終結局，但能透過特殊的遊戲設計，讓病人每時每刻都能感受到有事做，有人愛，有所期待。

02 制定合理的目標是遊戲化康復的基本邏輯

我們來看個例子，你就知道遊戲在病人的康復中有多重要。

進行肺部手術時，需要採用特定的麻醉插管技術讓手術這一側的肺癟掉，手術之後再吹起來。這個過程有可能造成肺部膨脹不全，引起肺功能的下降和胸腔引流量增多。

最早期，胸腔外科是採用醫生和護理師言語鼓勵病人術後多咳嗽、多深呼吸的方式來促進手術後肺部的復張。但是這個做法很難量化，病人很難理解到底需要鍛鍊到什麼程度才算合格。醫生說要多吃水果和蔬菜，但你也不會一天吃一百根香蕉，對不對？

另一方面，護理師也很難判斷你是不是鍛鍊到位了，只能等過幾天拍過胸部X光片才知道肺復張的效果好不好。但是這時已經錯過了最佳時間，胸腔裡的黏連已經形成，肺的復張變得更困難了。

之後，胸腔外科的醫生們想了個辦法。他們給每位病人發一個呼吸功能訓練器。這個儀器構造很簡單，病人需要透過吸一口氣把三個小球全部吸起來。病人在手術前通常都能夠吸起三個球，但是手術後的第一天也許只能吸起一個球。這時醫生和護理師不需要再用模糊的字眼「鼓勵」病人深呼吸，可以明確要求病人今天必須吸起二個球。病人和家屬就心裡有數了。

採用了這個方法之後，護理師再也不需要和病人講解呼吸功能如何鍛鍊，也不需要盯著病人進行練習，只要定好目標就可以。病人在努力的過程中，也把複雜的癌症康復問題化繁為簡。他心裡只有一個目標，就是吸上來二個球，沒空再去糾結這個手術切除的肺組織有多少，腫瘤有沒有根治。專心投入到訓練中，並透過努力實現目標，從而獲得心流體驗。這就是一個簡單的小遊戲給康復訓練帶來的獲益。

遊戲化康復在我讀大學時期就非常普遍了。下肢受到創傷的病人會採用一個小遊戲來幫助做騎自行車的訓練。其實日常生活中騎自行車和走路也能達到康復的目的，但病人往往因為疼痛和勞累導致康復效果不好。康復訓練中加入闖關、積分、奪寶等遊戲環節，病人在實現遊戲所設定的一個個具體目標時，不知不覺就進行了肌力的重塑、平衡能力的調節等。

甚至在一部分腦梗病人之中，也發現採用電子遊戲能大大提高康復的效果，縮短康復的時間。這是由於確定了明確的目標之後，人會在遊戲中展現出極致的專注力，這種專注力會減少無效的肌肉運動，提高動作的精確度。並且，目標高於目前能力所及時，遊戲能夠透過一定的獎勵和壓力機制，讓人突破極限，獲得更好的運動表現。這也是為什麼我們在健身時，聽到教練說「最後三個」時，無論是否還有力氣，總能咬牙完成的原因。

03 適當引入競爭

我猜讀這本書的讀者大多數是年輕人或中年人，即使沒有玩過線上遊戲，也一定聽過這幾款遊戲，例如《魔獸世界》、《絕地求生》、《王者榮耀》等。你會發現凡是現象級的遊戲都一定不是單機遊戲。

透過一個個小目標，實現自己與目標之間的互動來達成個體的心流體驗，是單機遊戲獨有的樂趣。但是競爭與合作會將遊戲所帶來的心流體驗推入新的高潮。

我到現在還記得《魔獸世界》要開新的資料片，從預告中得知，那天下午艾澤拉斯平靜的生活即將被打破，地獄之火將從天而降，外域之門即將打開，勇士們將踏入新的征程。那天下午所有玩《魔獸世界》的人都守在電腦前，似乎學業、愛情乃至整個世界都和他們無關，對他們來說，那個虛幻世界的命運才是最重要的事，我甚至感受到一種讓所有人在一瞬間同時達到極致心流體驗的使命感。

這就是合作的樂趣。

此外，也可以從與他人的對抗中獲得心流體驗。例如遊戲中你可以跳十公尺遠時，可以設定下一次跳十二公尺，也可以設定為下一次比別人跳得遠就算勝利。引入合理的競爭一樣能增加遊戲的趣味和不確定性，並讓同時進行遊戲的人無論輸贏都能獲得愉悅的感覺。贏了的人覺得快樂，輸了的人有了想贏的欲望，這就是遊戲最大的價值之一。

做為病人家屬，我們也可以引入恰當的競爭和合作機制來幫助病人。

陳先生的做法就是教科書般的遊戲化康復過程。陳先生的爸爸是個胃癌病人，手術結束後，體重一直偏輕。他多方打聽，發現是飲食跟不上，再加上睡眠不足、焦慮等多重因素導致體重一直上不去。更糟糕的是，體重下降導致免疫能力低下，讓他爸爸大病小病不斷。陳先生的爸爸在生病前從事股票基金的操盤工作，在業內也算是小有成績。陳先生認為爸爸「賭性比較大」，因此想了個辦法，做了一個小小的「局」。

他找到了爸爸當年住院時的同病房病友，也是位體重困難戶，吃東西很費勁，經常一天天茶飯不思，但是個麻將愛好者。手術後三個多月時，兩家人約了同一天去醫院複查，然後找了地方，兩對父子打了一下午麻將。

陳先生和對方的兒子早就商量好了對策。

陳先生說：「你爸太瘦了，醫生都說了這營養必須得跟上。這樣吧，我給叔叔一萬塊錢紅包，叔叔多買點補品。」

對方兒子也說：「你爸也不胖吶，還是留著自己吃吧。」

陳先生假裝想了想說：「要不我拿五千你拿五千，看這兩個老頭一個月內誰體重漲得多，這一萬塊錢就給誰當獎勵，怎麼樣？」

四個人說著就笑了起來。兩個爸爸也是愛玩的人，一口氣就應了下來。

不得不說，當人的玩心起來之後，潛力真的是無窮。倒不是為了那點錢，就是爭口氣，圖個樂呵。兩個兒子各自給老爸買了個體重計，每天打卡發體重數字。結果以前吃喝都得催的人，現在自己知道要多吃幾口，飯和飯之間還知道弄點加餐。兩個老人每天像老小孩一樣，早上上廁所前都先秤一下體重，兩兒子私底下笑得合不攏嘴。不到一個月時間，兩人都胖了二、三公斤。合理的遊戲激勵，讓兩個長輩都成功完成了康復目標。

04 除了競爭，還有合作

家屬和病人的關係是什麼呢？病人是上場的隊員，家屬是助威的啦啦隊，家屬不能代替病人去戰鬥，但是家屬需要讓病人知道，你們是同一個隊的隊員。

有些小朋友得了白血病要化療，化療前通常會剃光頭髮來減少脫髮的情況，很多爸爸甚至媽媽會先剃光頭，甚至在腦袋上畫畫來陪伴孩子，減少孩子的羞恥感，度過最難熬的一段時光。

乳腺癌是最讓女性感到絕望的一種疾病，有些女演員寧可不治療，也不想損失乳腺，甚至不想接受化療和放療。我有個好朋友的媽媽就是乳腺癌，這個朋友是怎麼做的呢？她在化療之前帶媽媽去商場購物，在商場大肆地買買買之後，媽媽的心情好了些。這時她帶媽媽走進一家專門經營假髮的專賣店，朋友找了頂橘紅色假髮戴上，媽媽看了看也挑了頂顏色非常潮流的假髮，一開始只是戴著玩玩，但試多了之後似乎覺得活了這麼多年都是黑頭髮，怎麼就不能換個火紅的頭髮玩玩呢？

朋友說剛得知媽媽罹癌的消息時也很絕望，想躲在沒人的地方哭，也想和好朋友傾訴就要沒有媽媽了，但她還是努力讓自己堅強起來，她做的最好的事情就是和媽媽成了隊友，而且不僅是她身後遙遠的支持者。正因媽媽在治療前已經被女兒默默地安排好了一切，治療開始後，她媽媽始終有種特殊的優越感。當其他病患為脫髮糾結時，她媽媽一頭火紅的頭髮成為病房中一道靚麗的風景線。

其他病人不僅羨慕她火紅的頭髮，更羨慕她爽朗的性格。她就像個小太陽一樣，其他癌症病人和她一起散步時，甚至覺得自己沒有生病。同個病房的病友因一頂火紅的頭髮凝聚在一起，大家相信化療前就準備好假髮的病人，一定還有更多法寶。果真沒錯，在化療嘔吐時、便祕時，她的女兒永遠都做好了準備。用女兒的話說，她要做媽媽的隊友，她們一起對抗腫瘤，而不是留媽媽獨自孤軍奮戰。

第四節 爲什麼建議癌症病人練習瑜伽和太極？

還記得我第一次和病人家屬說這句話時，他愣了一下，還以為聽錯了。

「瑜……瑜伽？是種什麼藥嗎？不是我知道的那個瑜伽吧？」他用手比劃了一下。我點點頭說：「就是你理解的那個瑜伽沒錯，讓老太太回去練練吧，就說是王醫生推薦的，能健體、能防癌，讓她試三個月再看。」

你也許覺得這是個編撰的故事，但事實上，那位老太太三個月後複查時是自己來的，兒子都沒有陪著。看到她的氣色，你一定不會想到她是位癌症病人。我為什麼對這個病人記憶深刻，因為她說了一句深刻得有點不像她說的話。

「您讓我練瑜伽之後，我真練了。練完之後就發現，我能清楚地看見自己，就踏實了。」

觀自在……嗎？

我當時別提多得意了，為當初提的建議所達到的「療效」感到異常興奮，我請她檢查之後別急著回家，和幾個病懨懨的病人多聊幾句。果不其然，另外幾個覺得沒希望的老姐妹們終於有了點鬥志來抗癌了，因為一個癌症病人紅光滿面、中氣十足、喜笑顏開地和她們開著玩笑，說著暖心的話，她們彼此加了通訊互相加油打氣。

偶爾開玩笑和朋友說：我是醫生傳銷界的一朵優秀奇葩。我最擅長的事情不是勸病人做什麼，而是讓病人去感染其他病人。僅二〇一八這一年，中國就新增了四百五十萬癌症病人，而且每年的新增癌症病人數量還繼續上升。醫生人數每年增加多少呢？從目前的醫學生情況來看，能勉強維持現有的醫師數量就很不容易了，更不要提增長。因此病人和病人家屬沒有辦法完全依靠醫生，一定要學會自我救助。這一節我們就來好好聊聊，我為什麼建議癌症病人去練習瑜伽和太極。如果你認可並受用，請幫助醫生擴散給你的朋友。

01 癌症病人最終需要對抗的，是自己的「精神熵」

「精神熵」這個詞，我是直接從《心流》書裡拿出來用的。《心流》中，作者引入「精神熵」這個概念來描述人所產生的那種無序狀態。

熵的增加是宇宙誕生至今不變的趨勢，宇宙會持續向無序的狀態發展，能量會愈來愈斑駁、龐雜。簡單地說，你住在一個房間裡，如果不刻意收拾這個房間，這個房間總會愈來愈亂，東西愈來愈多。如果用物理和數學來描述，從有序到無序狀態的演變，就代表著熵的增加。

熵增加會有一個結局：雖然系統的總能量不變，一個房間中的桌子還是桌子，椅子還是椅子；但是可用的部分會減少，換句話說，你很難像一開始一樣，走進屋子，在椅子上坐好開始工作，因為椅子沒法坐，桌子太亂沒法用。

人是一種相對特殊的存在，也是宇宙的一部分，因此生命終將衰亡，人體終將化為有機物與無機物回歸這個世界，吸收的所有能量終究會消散開來，但生命的過程中，在有限的空間內，人能夠利用自己的智慧在一定程度上實現「熵減」。例如，你可以把一間屋子收拾好，在東西沒有增加和減少的情況下，讓局部的體系重新恢復最原始有序的狀態。

我們討論了這麼多熵的問題，似乎有些偏題，但沒有。精神熵的概念是描述我們內心有序和無序的狀態，對於癌症病人來說，恰恰是心理學層面最關鍵的那一把鑰匙。獲得了這把鑰匙，癌症病人就有機會打開自己與癌症和解的那扇大門。

有個著名的心理學遊戲，遊戲的內容是讓測試者不要想「香蕉」，每想一次「香蕉」就要自覺交出一百元。絕大多數的測試者會無法控制地想到「香蕉」這個詞。這就是精神中最脆弱的部分——你很難控制自己不想什麼，這也是大多數人在比賽前會緊張、焦慮、流汗的原因。參賽者不斷勸說自己比賽沒有多大的意義，不必為拙劣的表現感到丟人，但愈要克制，就愈難做到。

以我個人為例。我說話有點口吃，從小就有。這有一定的遺傳因素，也可能是被家長的口吃「傳染」。我曾經非常苦惱，一度覺得自己一輩子也不能和靠張嘴說話的工作沾上邊，演講、主持這類工作都和我無緣。很多人對我說：「你不要緊張，慢慢說。」但這恰恰不是靠「自我的勸說和命令」就能實現的。

癌症病人更是這樣，有很多家屬朋友總是「教育」病人。

「你不要想太多了，沒用的。」

「就是因為想得多，愛鑽牛角尖，你才得這個毛病。」

「你多想點高興的事，別老想這些沒用的。」

但你不是病人，就無法站在病人的角度去感知他的恐懼。這種恐懼實際就是精神熵增加的過程。做為一個病人，心態會從平和逐漸起伏，再演變成焦慮、痛苦和絕望。即使病人精神之海的海水不增不減，但是平靜的海面變得波濤洶湧、電閃雷鳴，精神的無序狀態會使病人無法集中精力去工作和生活，陷在泥潭中愈來愈無法自拔。

當然，也有一些事情能夠短暫地幫助到病人。例如發現自己的癌症分期不是很晚，又例如經過痛苦的化療，再拍片子時發現腫瘤奇蹟般不見了。這些是外力能夠幫助病人的精神熵降低歸位。可惜的是，並不是所有的病人都有這麼好的運氣，能夠獲得來自外部的能量，更多病人經過兩次化療，腫瘤非但沒有縮小，反而變大了。病人的生命會不可逆地滑落到泥沼中，在這個過程中，家屬該如何幫助他們保持一顆平和的心，或者至少讓他的人生在剩下的日子過得豐富而無憾呢？

02 瑜伽八階實修法，病人如何實踐？

瑜伽（yoga）最早是從印度梵語「yug」或「yuj」而來，其含意為「一致」、「結合」或「和諧」，中文翻譯為「瑜伽」。它體現的是古印度哲學派系中「梵我合一」的道理與方法。但從印度傳到中國的過程中，為了能在中國落地生根，瑜伽不可避免地發生了變化。就像印度的佛法與中國的儒學相結合衍生出了特有的一些派系，瑜伽現在更多被年輕人做為一種調節身心、體態甚至是減肥的運動形式。因此我們建議病人練習瑜伽，動作可以是現代瑜伽的，但目標是要努力達成哲學層面的身心合一狀態。

二千三百年前，帕坦伽利（Patanjali）設計了技巧漸進的八階實修法，我們結合病人的實際情況來詳細講講八階實修法在癌症病人心理康復過程中的作用。

第一實修「制戒」，要求一個人節制可能傷害他人的行為與思想——虛偽、盜竊、淫欲、貪婪等。癌症病人在患病初期很容易做到這點，這時的病人多處於心理防禦狀態，心理狀態偏向抑鬱、保守。

但患病一段時間後，有些病人會展示出攻擊性，可能展現出做為動物「本我」的一些特性。這段時間格外需要守住心門，否則會任由自己沒有節制地傷害最親密的人。

第二實修「內制」，即遵守清潔、學習、順從上天的規矩，這都有助於癌症病人把注意力導向可預測的模式，使病人更容易控制注意力。這一點是要求病人有意識地控制和引導自己的行為。我們之前分析過，控制一個人不想什麼是很難的，因此不如引導他去思考和學習更有價值的事情，讓他逐漸變得專注。

例如，病人盡量不要想癌症若復發了怎麼辦，複查會不會又出問題，化療藥會不會無效，醫生說的萬分之一死亡率會不會發生在我身上等。但做法不是「不去想」，而是「去想」生活要怎麼調整，要不要出去旅行一趟，還有哪些技能是自己認為此生必學但之前總是偷懶堅持不下去的……

第三實修著重「坐法」，意即長時間靜坐而不向壓力或疲憊屈服。這是瑜伽的動作之一，也是大眾學習瑜伽最基本的部分。大部分人會把注意力放在自己能否跟著老師把一套瑜伽像舞蹈一樣地表演完，事實上，這些動作本意是要修行者用身體上的執著和堅韌來完成後面的修心過程。

做為病人家屬，沒有必要強制要求病人做到多麼高的修行境界，只要能夠有些基本的體育鍛鍊，拉伸肌肉，緩解長期保持久坐久站姿勢的疲勞和畸形，就相當可以了。

第四實修「調息」，目的在於使身體放鬆，呼吸節奏穩定。這一點不僅能讓病人保持很好的呼吸活動量，促進肺活量，同時還能增強下心肌的能力。更重要的是，透過對於呼吸的調理，會讓病人把注意力放在對呼吸的控制和對姿勢的掌控上。千萬不要小看這個掌控力，用之前的理論來解釋，這能夠讓人體這個系統的熵降低到極點，從而讓人對自己的精神更有駕馭的力量，而不至於任由思想像水一樣漫開，無法聚攏，那水必定會隨著慣性流到「恐癌」的窪地當中。

第五實修是進入正式瑜伽修行門戶的預備動作，稱作「制感」。它主要是學習從外界事物上撤回注意力，控制感覺的出入——能夠只看、只聽和只感知准許進入知覺的東西。

這對病人提出了更高的要求，讓病人逐漸控制所看到的東西，控制所相信的東西。例如腫瘤治療過程中，一定會有很多不懂科學的親戚提出一些治療腫瘤的邪門歪道，或者對於醫生大肆評價，對於某個保健營養品大加吹捧。如果沒有定力，面臨癌症的恐懼時，人經常會抱著「吃了也沒壞處」「花錢買個安慰」的心態胡亂吃東西。這些東西除了影響正常的吃飯之外，沒有任何益處。如果真的有某個保健品有抗癌作用，醫生為什麼不推薦？是嫌回扣低嗎？是因為醫生再沒下限，也終究比騙子道德底線高得多。

第六實修「執持」，是長時間專注於一種刺激的能力，與前面的「制感」相呼應；「制感」學習把事物摒除在心靈之外，「執持」學的則是把它們封鎖在心裡。

第七實修「冥想」需要完全掌控自己的思想，讓注意力高度集中去探索宇宙和未知。寫出《人類大歷史》（*Sapiens: A Brief History of Humankind*）、《人類大命運》（*Homo Deus: The Brief History of Tomorrow*）的哈拉瑞（Yuval Noah Harari）經常組織一群人共同冥想，因為那是進行思維漫步最有效的方式之一。

第八實修「三摩地」，這是傳聞中的境界，即「天人合一」。我覺得更多是一種人所嚮往的狀態，一種心流的極致體驗。是否能夠達到，是否已經達到，並沒有十分客觀的判別標準。但如果病人認為自己透過瑜伽，達到了所謂的「天人合一」的境界，請認真地鼓勵他。

03 瑜伽和太極對癌症病人有怎樣的裨益？

瑜伽講究「天人合一」，古老的運動太極也一樣，都是將呼吸、哲學、文化、宗教融合在一種體育運動中。推薦女性病人練習瑜伽，男性病人練習太極，更符合運動習慣，也更容易被病人接受。當然男性練習瑜伽、女性練習太極也非常常見，都是值得鼓勵的。

這兩種運動有一定的相似之處，希望病人透過運動能獲得兩個結果。

其一，適度的體育鍛鍊。這一點太極和瑜伽都剛好合適，它們既沒有跑步、游泳那麼劇烈，對老年人的膝關節來說更為適合，對心肺功能的要求也沒那麼高。

其二，更為重要的是病人能透過可以遵循的行為，嚴格控制好自己的行為、呼吸，慢慢在安靜的過程中去感受自己的內心，逐漸增加對精神的掌控力，避免「精神熵」的暴亂。

癌症病人在治療的過程中堅持一段時間的太極或瑜伽練習後，家屬一定會驚奇地發現，他們像是變了一個人。你不需要再像陪伴臨死之人一樣，每天抱著憐憫和同情幫助他們完成治療，他們能逐漸找到自己和疾病、生命和解的方式。

當然，我們舉的例子是太極和瑜伽，但不見得所有的病人都有類似的愛好。只要有益，什麼活動都行，哪怕病人能在打麻將中獲得平靜的感覺，我依然舉雙手雙腳贊成。只要保持足夠的專注，任何活動不都是修行嗎？

第五節 人是種需要集體支持的社會動物

這樣的情況大家一定不陌生：一個大學畢業生擁有最基本的科學素養，甚至可能精通文獻閱讀，關於病情或許可以查到最新的科學研究進展。然而這個擁有知識的大學畢業生想在父母面前展示一下鑽研成果時，父母通常完全不理會。

以我同為醫生的同學為例。他家的寶寶出生不久，連續發燒三天，做醫生的父母都說不用去醫院，但是外婆罵了幾句抱著孩子就往外跑，電梯裡遇到了個清潔阿姨，清潔阿姨說：「這麼點大的孩子去醫院幹啥，萬一交叉感染了更麻煩。」外婆聽了覺得挺有道理，抱著孩子就回去了。

在父母的眼裡，哪怕孩子是優秀的律師、醫生、教師，統統都不夠權威。為什麼孩子苦苦準備的「科學知識」父母全然不買單，而寧願相信親戚、鄰居甚至是陌生人呢？這就要從人類的本質說起。

01 人類的本質是複讀機

尼基・凱斯（Nicky Case）設計了一個關於信任博弈的互動小遊戲「合作的演化」。遊戲的最佳策略是先付出「誠信」，然後再「複製對手上一輪的操作」；次優策略是無腦「複製對手上一輪的操作」。負責操作的NPC小人在遊戲裡被翻譯成「複讀機」，因此有玩家在評論區寫：「人類的本質是複讀機。」後來有位遊戲直播主在直播時喊了一句：「人類的本質是複讀機。」這句話便成為了二〇一七年遊戲界最火爆的一個梗。我們沒有必要去探討人類的本質是不是「複讀機」，從這句話能傳爆網路就可以理解，做為人，我們確實有重複他人行為和思想的本能。

爸媽不相信自己的孩子，因為孩子講的是道理。能夠說服父母的從來就不是道理，因為道理是抽象的，遠不如他們親眼所見的、與他們相似的活生生的人的最終結局來得有說服力。

很多病人家屬都遇到過這種情況：病人的病情是早期，不用化療，但是病人有個鄰居得過癌，化療之後沒有復發，逢人便說「得癌必須要化療」。明明是完全不一樣的癌種和病情，但你發現再怎麼講道理，只要病人和隔壁鄰居一聊天，就會擔心自己不化療就會死。還有另一個極端例子，聽鄰居說過「化療死得更快」後，病人就抗拒化療，因為他親眼看到一個人化療，不但遭受痛苦，最後還復發、死亡，自然會對化療產生恐懼。

我講這些，並不是痛訴老年人的愚昧和無知。不管誰得了癌症，不管他是年輕還是年紀大，在無盡的恐懼中，最希望問醫生的問題一定是：「有沒有和我類似的病人？」、「他是怎麼治的？」、「結果怎樣？」我們都需要一個參照系，這是必須理解和認可的。

美國是個相對開放的國家，大家更願意在公開場合充分地表達自己。在美國，互助小組非常普遍，有戒菸互助小組，有戒酒互助小組等。參加互助小組的人圍著坐一圈，各自分享自己的經歷和努力，其他人送上安慰、支持和祝福。透過互助小組，很多人就知道：誰得了和我一樣的病，他是怎麼做的，我是不是應當參考和借鑑。美國還有個網站叫做 Patients like me（和我一樣的病人），這個網站在美國非常熱門，只要登錄上這個網站，就能看到和自己的疾病、分期、狀態完全一樣的病人，可以看到他們的故事，從而激勵自己。

中國也有類似的論壇，例如癌症病人聚集的「木棉花計畫」，以及臺灣有「癌症希望基金會」都是透過專業的力量，促使癌症病人的家屬認識彼此，互相幫助。

「我爸爸今天上午走了，××標靶藥還剩幾盒，需要的病友聯繫我吧。」

「今天醫生說我媽媽可能不行了，好害怕……」

「我老公今天走了，謝謝大家這段時間的陪伴，感謝你們，他走的沒有什麼痛苦……」

在這樣的地方待久了，我愈發能夠感受到做為醫生真正的價值——並不是計算哪種治療的有效率多一%，而是在病人真正需要時，給予必要的專業支持和安慰。

這也是我寫這本書很重要的原因之一，我在書裡告訴你很多其他人的故事。兼聽則明，也許能夠給你更多、更有價值的參考。

02 最好的方法是讓他幫你的忙

曾經有個人在網上給我留言：得了惡性腫瘤，我該怎麼調整自己的心態，又該如何面對今後的路？四十歲得病，正是上有老、下有小的年齡，沒法工作，無力照顧家人，還要他們來照顧我。一想到這些，就流眼淚。

從字裡行間能夠感受到他是個很有責任心的人，應該是家裡的頂梁柱，一直是被家人依賴、承擔著家庭的主要責任。他最大的痛苦甚至不來自於對疾病和死亡的恐懼，而是來自非但不能再照顧家人反而要被家人照顧的狀態。

做為一個病患，應該努力嘗試與生病這件事和解。人類是一種非常脆弱的生物。其他的動物生下來就會游泳，會奔跑，甚至能夠捕殺獵物，可是人生下來之後除了哭什麼都不會，翻個身都有可能把自己給悶死。因此，任何一個人從出生到離世，有很長一段時間是要依賴他人才能生存的。

如果你家的病患背負著沉重的養家活口的心理壓力，你必須讓他知道，他做為供給者的時間並不是很長，只是習慣了這種狀態，但這不代表他必須一直做個供給者。他應當學會把家人的照顧視為能量的積蓄，堅持和疾病對抗並戰勝疾病。這是家庭關係良好的表現，也是一筆巨大的精神財富。但一直處於被照顧的角色，難免會造成巨大的心理落差，這時家屬該如何讓病人振作起來呢？很簡單，給他找事做。

我的岳母也是癌症病人，我們把她當作癌症病人來照顧，衣來伸手、飯來張口的日子裡，她並不快樂，那段時間總是眉頭緊鎖，她真正快樂起來是我們拜託她幫忙帶孩子以後。手術過後，她的身體狀況大不如前，不宜勞累，但她從帶孩子的過程中找到了自己的價值。她說她不怕辛苦，最大的心願就是讓我們放心工作，讓小寶貝快樂成長。

當然，給病人事情做，也得「餵得好」才行。你必須幫她找到適合她身體狀況、又能夠帶來成就感的事。對於我岳母來說，我們給她這個「工作」定了幾個規定：一、不要抱孩子（四歲小男孩看著不胖，但實在太結實了）；二、不能因為陪小孩耽誤睡眠和吃飯；三、不能自己一個人陪孩子。我們安排了其他人和阿姨一起幫忙帶孩子，她只需要搭把手，陪孩子玩一玩、讀讀書就可以。

這樣的安排下，她陪孩子所需的精力並不多，反而因為陪孩子玩耍，整個人的精氣神都和原來不一樣了，變得更加爽朗，更加愛笑了。先前每次複查前好幾天都睡不好覺，雖然手術後四、五年都沒有復發，但每次複查還是會怕。但是現在呢，看著可愛的小寶貝一天天長大，她覺得每一天都是賺到的，她不擔心明天厄運突然降臨，因為她把每一天當作最後一天，用力地、精彩地、狠狠地過。

有些盡心盡力照顧病人的家屬付出之後難免會想：自己付出了那麼多，他為什麼還是不開心？其中一個原因正是你做得太多了，沒有給他留下提供價值的機會。

其實我們不妨反過來想想：如果你是病人，需要的是什麼？

03 他若想要工作，就回去工作吧！

鼓勵病人回歸社群，是做為家屬能夠做最有價值的事情，無論病人是去公園跳舞、搓麻將還是工作，都應該絕對地支持。

曾有位從事法律工作的朋友來找我，他說自己四十歲不到，得了肺癌，做了手術，但是接下來要面臨一個非常艱難的選擇。他可以選擇回去工作，雖然可能面臨職位的調整，會選擇不像以前那樣晝夜顛倒的工作職位，但只要在職場就必定有工作壓力。另一個選擇是聽父母和另一半的話，先踏踏實實休息一、兩年，把病情穩定住，家裡透過關係能幫他找個體制內安穩一些的工作，能一直做到退休。

他覺得家人的想法沒錯，身體最要緊，其他的都是浮雲。但是他也說：如果真的選擇了第二條路，就意味著他向人生低頭，如果癌症最終沒能打垮他，有可能會後悔當初的決定。

做為朋友，我很堅定地告訴他：你應該繼續原來的工作。

從醫生的視角來看，得不得肺癌和工作的關係真的不大。你也許在社交平臺上看過、轉發過哪個女孩常年熬夜加班因此得癌的故事。但是你之所以愛看，之所以願意轉發，並非因為這是真相，而是一種對於工作和主管無聲的抗拒。很多人希望讓自己的公司理解，給員工這麼大的壓力是不正確、不合理的。也有人用「工作不是生活的全部」來勸退自己。

但事實上，壓力、焦慮、熬夜與致癌之間到底關係有多密切，從證據級別上至少遠遠小於吸菸和飲酒。你吸著菸、打著遊戲都覺得沒什麼，卻把鍋甩給工作，似乎有點不太恰當。壓力不應當是你一票否決工作的理由，關鍵在於你是被工作消耗了能量，還是工作激發了你更強大的鬥志。

這位朋友說他自然知道不應該像以前一樣沒日沒夜地去拚，似乎工作就是人生的唯一。大病一場之後，他重新審視自己和律師行業，似乎對要做的事情有了更清晰的認知。他一直以來都希望能幫助一個特殊群體，只不過之前有太多誘惑和欲望，礙於晉升、競爭、派系鬥爭等問題，停不下來做自己真正熱愛的事情。然而有了生病這個契機，讓他毅然決然地放棄了之前無休止的爬升，主動申請調整到新的職位上。主管表示以他的能力一定能做好，也給他配備了足夠的人手。他現在最需要的就是朋友和家人的支持。

朋友們，你們說，他該去嗎？

當然。

癌症病人不是不能工作的，正相反，我會鼓勵癌症病人在康復期盡可能早點恢復工作。你也許認為這是一種非常不人性的做法，但事實上，癌症病人在康復期總會持續陷入一種恐懼中——「我並不是真的治癒」，一有風吹草動，他的第一反應就是「我是不是復發了」，每一次複查都需要下很大的決心，度過一個個失眠的夜晚。

很多癌症病人恢復工作之後，有了更明確的目標，有了更清晰的價值感，也有了來自同事和主管的認可，甚至在適度的工作狀態下，自身的免疫能力也得到了增強。癌症病人能夠獲得很大的能量來自「我還是一個有價值的人，不是一個絕症病人」。

在具體的操作方面，即使病人短時間內不想工作，建議最好根據實際情況與工作單位進行良好的溝通。如果疾病能在一段時間內順利地治癒（例如甲狀腺癌、淋巴瘤以及早期的胃癌、肺癌等），那麼盡量讓工作單位為你保留職位，並和直屬主管溝通能否在家辦公。獲得經濟收入是次要的，最重要的是在疾病康復之後能夠恢復工作，這對於病人和家庭來說，都能夠增加一定的安全感。

04 他若信佛，便「阿彌陀佛」吧！

有個朋友曾經很苦惱，他說媽媽得了癌症之後就不吃肉了，結果身體一天不如一天，不但瘦了十幾二十公斤，更重要的是免疫力很差，冬天感冒一場接著一場。

不吃肉的原因很簡單，媽媽得癌之後開始信佛，認為佛教信仰可以幫助她。沒事就拜拜菩薩、拜拜觀音，隔三岔五往廟裡跑。

勸她？如果是我的話，她選擇信佛，做為醫生的我開心還來不及呢。

我們不談宗教是什麼，也不談個人信仰問題，我們從實操層面來談一談：為什麼病人想要信佛，我們應當支持而不是勸阻。

大多數人信佛都只是拜佛保平安。佛教在南北朝時期從印度傳入中國，那時中國戰亂連綿不絕，先是三國大亂鬥，魏晉短暫統一後，南北朝又陷入混亂。民不聊生，之前被當作是九十六門江湖道法之一的「佛道」就逐漸嶄露頭角。

佛教給予亂世中的人民「生而平等，因果輪回」的希望，安撫了民心，從而被統治階級選中做為統治手段的一種。於是，各地大興土木修建寺廟，從上到下潛心禮佛，佛教慢慢脫離了佛學的本質，變得功利化，求心想事成成為大多數人拜佛的唯一目的。女孩大了求姻緣，小夥子大了求仕途，結婚了求子，生病更要求佛保平安。甚至有的佛教場所慢慢演變為算命場所，已經完全背離了佛教本身的宗旨。

那為什麼病人選擇信佛做為醫生會開心呢？醫學是個基於概率的科學，即使是治癒率最高的甲狀腺癌都存在五％的復發率，更何況其他癌種。化療雖然有效，但是對癌症來說，有時只有不到一半的有效率。

病人選擇拜佛，或多或少是祈求「現世報」。對於宏大的宇宙來說，「現世報」實現的概率如同大千世界裡的一粒沙那般渺小；但對於個人來說，哪怕佛學理解不深，哪怕本身文化素養不高，透過信仰能夠獲得內心的充盈以及神祕世界帶來的幸福感，就足夠了。

千萬不要小看這種感覺。當人對「生存」本身沒有安全感時，想獲得內心充盈、自如的狀態是非常困難的。沒有得過癌的人也許無法真切體會這種感受，但我們都做過體檢可以類推一下。有個年輕女孩看到體檢報告說乳腺上有個結節可疑，她一週多沒有睡好覺，直到拿到醫院的複查報告說沒事。

因此，病人信佛，不用攔他。但要注意一些細節：

一、不要讓病人在密閉空間裡燒香

香燭在密閉空間不充分燃燒會產生有害氣體。病人身體狀況本來就不好，再被煙熏暈就更不划算了。更何況在密閉空間燒香本身會增加得肺癌的概率。

二、如果病人執意吃素，你去學些佛理，勸他適度開葷

你可以從佛教經典上找到適度吃肉的道理來勸說他。人的欲望雖然是需要「戒」，但是「戒」、「定」、「慧」三字當中，「戒」和「定」都是為了更好地實現「慧」，也就是產生智慧，或者知曉真理，所以病人只需要最低限度地做到「戒」和「定」即可。在手術和化療期間，需要補充大量的蛋白質來支撐身體，這時候適度地破戒才能讓人更好地向佛。

三、聽醫生的話

如果病人覺得只有菩薩才能救他，不妨告訴他，菩薩有萬千法相，醫生也許就是其中的一尊面孔。菩薩也許是透過醫生這個肉身來「度」他，不要一味拜佛，而把醫生的話拒之門外，那就本末倒置了。

佛學本身的意義姑且不討論，只要佛學能夠幫助病人獲得更好的治療體驗和內心支撐，那麼，在病人選擇信佛時，不要攔著他，而是科學地幫助和引導他。

第三章

經濟篇

防控風險，理性決策

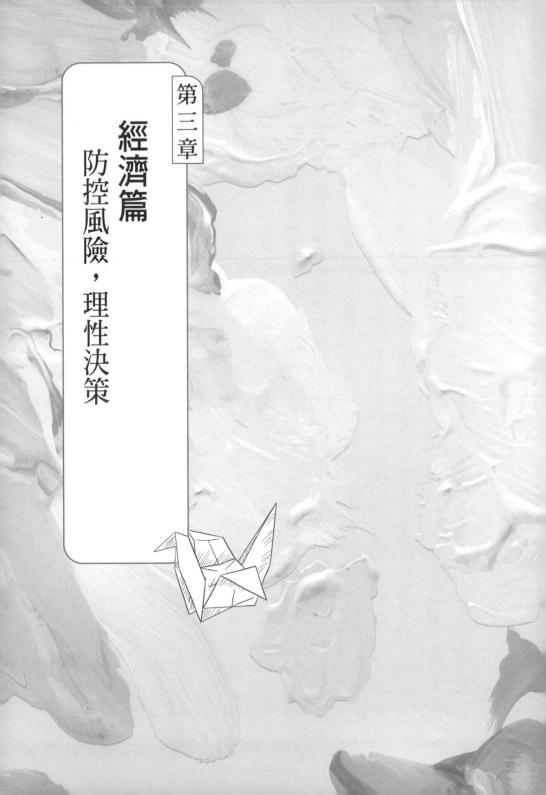

第一節 受薪階層如何有效地應對癌症？

我的朋友小剛每月領到薪資一萬多（人民幣，約五萬多臺幣），獨自在北京租房，單身，長得也是一副清秀的好面容。他的社交平臺上看著挺小資，穿光鮮的衣著，吃有格調的餐廳，也有美好的旅行。但是突然間畫風變了，充滿了各種求醫問藥的消息。原來他媽媽病倒了，經過各種檢查也找不到腫瘤的位置，做了切腸手術，又被忽悠花了幾十萬做了生物免疫治療，癌細胞已全身轉移。雪上加霜的是，工作單位體檢發現他有個甲狀腺結節，切除了甲狀腺，確診是甲狀腺癌。

小剛得了抑鬱症，藥一把把地吃，頭髮一把把地掉，曾經的少年一夜間變成了中年。原本，他的生活可以不這麼糟。他媽媽可以不亂花錢做生物治療，甲狀腺癌也是癌症裡最溫柔的疾病。有一天他在平臺上寫到：「我的貓病了，我好像救不活牠了。」他崩潰了。擊潰一個年輕人的，也許就是一件特別微不足道的事情，就像壓死駱駝的是最後一根稻草。總有那麼一瞬間，你站在人群中忍不住放聲大哭，似乎全世界的惡意正從四面八方向擠壓過來。

這樣的故事每天都在各處上演著。

有人說，不管你現在過的是怎樣的生活，做為受薪階層，你畢生的收入可能最後都要交給醫院。眾所周知，我是醫生裡最喜歡鑽研賺錢的那一個。當然，我所有的收入都來源於陽光下的勞動，並積極納稅。但無論我掙多少錢，仍然吃一般的便當，幾年不買一件新衣服，甚至老婆和孩子的支出都不會隨著收入水準的上升發生太大的變化。不是因為我摳，而是清楚地知道可能會面臨的最差結局是什麼。

如果你不是醫生，可能不會像我這樣切身體會到人生能有多少悲劇。在產房門口等我的孩子出生時，一個進行氣管插管的早產兒被推進了兒科重症監護室。年輕的家長在外面乾著急，什麼也做不了，甚至不知道裡面正在哭泣的孩子是不是自己家的。我走上前對他們說：「我在這間醫院實習過，這間醫院的婦產科和兒科我都很熟悉。放心吧，孩子一定沒問題的。」我希望能給他們些許安慰。但我也知道，兒科重症監護室可能每天的花費需要幾萬元。這對年輕的父母穿得很淳樸，年紀和我差不多大，不知道他們是否意識到了，在孩子誕生帶來的快樂之前，他們先要面臨的是高額的治療費。

人的潛意識總是回避不幸，彷彿那些悲劇和災難永遠不會發生在自己身上。但災難來臨總是猝不及防，你必須在健康時，在你和家人沒有疾病困擾時，做好充足的健康和財務規劃，才不會在疾病來臨時，覺得到處都在漏水，到處都要補洞。

很多人問我：醫生當久了，會不會因為天天看到這些疾病而麻木，或者壓抑？我不會。但是我會因所看到的這些悲劇而警醒，籌劃好自己的家庭生活，提前發現問題，做好準備。任何事情發生時，都能告訴命運：「來了？沒事，我準備好了。是要刷卡還是付現？」

各位讀者應該和我差不多，大多是受薪階層。我們不妨先大致定義一下這個階層，不論是否足夠精確，至少保證探討的事情適用於你我。

受薪階層是指定期拿薪資的一群人，日常收入包括固定薪資、績效獎金，甚至股票收入等，也就是無論疫情與否，無論薪資高低，至少可以幫你固定繳納（勞、健）保險費。而參與投資、僅憑被動收入就能養活自己、不需要主動工作也隨時能夠透過售讓股權或資產來變現的這類人，就不在這一章的討論範圍內。

簡單點說，就是不討論比爾•蓋茲（Bill Gates）得了病該怎麼辦，就說說你我這種凡人。現在有一種疾病，一生中有三分之一的概率會發生，醫療費用可能有很高的概率會讓人破產，我們是不是應該提前做點什麼？這一章我們要討論的就是這個問題。

從這樣幾個層面來展開討論。

第一，疾病來臨之前，我們能不能做點什麼來提前發現問題？能不能最大程度減少疾病對家庭財務所帶來的影響？答案是有，以體檢和自我篩查為主。

第二，在如何花錢這件事情上，家裡到底誰說了算？我為什麼認為「女婿」是家裡最適合做主的一個角色？他思考問題的角度又為什麼是最合理的？

第三，假如醫生給出治療方案讓你選，如何才能根據家裡的財務狀況，真正地做到「量力而行」。

最後，我會用專門的一篇來分析，從醫生角度如何看待保險。醫療險、重疾險傻傻分不清楚不要緊，我將從一位醫生的視角教你如何為家人合理地配置保障。

第二節　女婿經濟學：癌症病人家庭如何決定花多少錢治病？

「女婿經濟學」是我在二〇一八年提出的概念，當時朋友還嘲笑我玩弄概念。前不久，他偷偷發來訊息。「呃，我記得你以前寫過一篇〈女婿經濟學〉的文章吧，有電子版嗎？我轉發給我老婆看看。」當他真的成了病人女婿的角色，就真的發現「女婿」在病人醫療護理整個流程中發揮著巨大的價值。

當然，所謂的「女婿」，不一定代表女婿對岳家的付出，而是指一類既能客觀理智地思考問題，又能讓別人認可他中立立場的人，它可以是「兒子」也可以是「媳婦」，但是在所有關係中，愈接近「女婿」的角色，就愈有能力解決在醫療過程中面臨的一切困境。

二〇一四年時，我處在住院醫師的輪調中，正意氣風發地籌備四、五個月後即將到來的婚禮。當我打開儲物櫃看到手機上一連串未接來電時，預感到一場可能會席捲全家人命運的風暴已經來臨。

岳母，胃癌！

這也許本應是個普通得不能再普通的「我有個病人如何如何」的問題，但對於這時的我來說，已經要承擔起身為「女婿」的責任了。

交通，安排；住院，安排；床位，安排。

當時很幸運，找到專家做了手術，手術過程十分順利，岳母甚至一度以為自己就是胃潰瘍（雖然出院時不小心發現了真相）。但是手術後面臨的問題之一——化療。胃癌的化療藥有很多種方案，其中一種方案叫做Folfox6，名字不重要，重要的是它由二種藥組成：一種藥口服二週，這個沒有選擇的餘地；另一種藥叫做奧沙利鉑（Oxaliplatin），有趣的問題來了。

做為腫瘤科醫師，研究過胃癌方面的知識，也曾在岳母手術的科室輪調過，自然知曉一些只有醫生知道的「內幕」。中國產奧沙利鉑，一個週期（三週）大概需要一千五百元人民幣，而進口的大概要一萬五千元人民幣，那時我的薪資一個月不到一萬五千元人民幣。最尷尬的是，從效果上來說，權威期刊發表的論文證實，中國產的仿製藥無論是效果上，還是副作用上，都不比進口藥差。

輔助化療本身就是術後發揮鞏固作用的，做為科學工作者，我認為國產藥絕對足夠了，使用進口藥要勒緊褲腰帶才行。讀者朋友們，如果你是王興，會選擇進口藥還是中國的國產藥呢？

我最終選擇的，還是進口藥。

做為醫生，我有科學知識、有理性，但是做為女婿、男人，我有基本的求生欲。坊間有傳聞說國產藥不同批次之間的生產技術上可能還是存在欠缺，比如某個批次的藥有品質不達標的可能。如果選了國產藥，出現任何問題，我都會背上一堆大鍋——不孝順、不盡心、摳門、不是親媽等。如果選了進口藥，不管發生任何事情，我都給了最優解，從道德制高點上，我也沒錯，對不對？

結果，岳母果真吐得死去活來，一度因為嘔吐嚴重，體液丟失厲害，血鉀低到危急值，於是我變身男護理師＋快遞員，在家裡一邊給她吊點滴，一邊給她抽血拿去單位化驗。雖然扎針技術略顯堪憂，讓她多挨了不少針眼（我也因為掰小玻璃瓶劃得滿手血），但是確實減少了來回折騰，也避免了夏季大熱天坐在醫院走廊裡輸液的困擾，岳母在家看著電視、吹著空調，享受醫生女婿的上門服務。

我雖然辛苦，內心卻無比輕鬆，因為做為女婿，做出了「貴」的選擇，就減少了無謂的埋怨和閒言碎語，正所謂花錢買了個心安。

但副作用實在太過嚴重，我決定不化療了。一方面可以減輕一點併發症，一方面當然是因為輔助化療的幫助不大，沒必要為了這麼小的收益去冒這麼大的風險。因為我專業的身分和前期流程的安排，全家人欣然接受了我的建議，一致決定承受因不化療而造成癌症復發的風險。五年多過去了，現在一切安好，岳母還有餘力能幫我們帶帶孩子。

不妨回想一下，如果當初的選擇不一樣，會導致怎樣的結果？

我老婆對她媽媽的病情非常敏感，一點點壞消息她都很難承受。醫生建議不化療時，她擔心不化療會復發，完全沒辦法放鬆，所以我們決定化療。決定化療後，如果我當時選擇的是國產藥，岳母的反應那麼大，勢必得再換進口藥。如果換了進口藥，反應一樣大，長輩就多受一次罪；如果換了進口藥沒吐，那我以後跪著過日子吧。

看到了嗎？朋友們，醫生客觀地給出的、效果基本完全一樣的兩個選擇，一個便宜，一個貴，看似很好做選擇，但是對病人家屬來說，這就是一道活生生的送命題啊！

做為女婿，而且還是個醫生女婿，更是個會吊點滴的、盡心盡責的「優質醫生女婿」，我還有一定的經濟能力，因此在這個問題上看似平安落地。但是，如果不是進口化療藥呢？如果是一個月三、五萬的免疫治療呢？或者你的經濟正因疫情吃緊呢？又或者你不是女婿，而是幫助照顧婆婆的媳婦呢？

所以問題就來了。

01 規劃家庭就像辦企業

為什麼我要講經濟學，還是這麼奇葩的「女婿經濟學」？為什麼我會說當醫療涉及經濟問題，能解決的一定是「女婿」？

我們先看這樣一個場景。

養雞場場長兼CEO王小明是個由農民轉行的小企業主，很不幸遇到一場罕見的雞瘟。這場雞瘟到底能不能度過還不知道，但政府徵收王小明家養雞場的稅是不會少的（房貸），沒有感染到的小雞每天要吃的糧食是不會少的（子女教育），甚至養雞場退休辦事處主任的薪資也要照發（養老）。王小明必須平衡好各方，不能讓任何一方產生超出預期的損失，這需要精打細算一番。

帳面上還剩二十萬。獸醫說：十萬元治雞瘟成功率三〇%，二十萬元五〇%，三十萬元六〇%。到底給雞花多少錢治病才合適？還不能過度犧牲退休辦事處主任生活的品質，也不能損傷小雞成長的品質。

最終，他給小雞吃了幾天便宜飼料，讓退休辦事處主任喝幾天便宜茶葉，把所有帳上的現金加上銀行貸款的十萬塊都給了獸醫公司，獲得了目前最高六〇%的雞瘟治癒機會。然而，最後雞瘟仍然沒有治好，雞場倒閉，小雞送人，王小明被退休辦事處主任罵，不但失去了全部財富，還背上了一身債。

從這個雞瘟的故事中能看到，王小明其實有很多選擇，他可以稍微少花一點錢，哪怕沒有治好，也不至於讓公司直接倒閉，或者提前裁掉退休辦事處主任，或者把小雞轉讓給別人，甚至是放棄已感染雞瘟的雞，只要狠狠心捨棄任何一方，節省下來的現金就有可能讓公司活下去。正是什麼都不想放棄，反而失去了全部。

一切問題的根源，就在於決斷力的缺失。

管理家庭，就是要努力把一切用價值來衡量。這麼做，聽起來有點像「沒有感情的機器」，但是實際上，它不但能夠讓家庭向升值的方向前進，也會讓自己少受很多沒必要的良心譴責。正所謂，量力而行。

就像新冠病毒爆發期間，我們總希望公司企業可以多點擔當，不給員工減薪，似乎這樣的企業更讓人豎大拇指。但事實上，企業一味地死槓，保證所有人的收入，現金流斷裂的結果就是企業倒閉，員工全部失業。

經濟學是研究人類社會在各個發展階段的各種經濟活動和各種相應的經濟關係及其運行、發展規律的學科。簡單說，就是利用錢這個萬能等價物的手段，提供資源的合理配置。對於一個社會和國家是這樣，對於一個家庭來說，同樣是這樣。

家庭是在愛的基礎上產生，但是經營家庭和愛情略有不同，它除了肉體的愉悅和精神的契合之外，也是兩個家庭的結合，更是一個新家庭的誕生和維繫。這個家庭會不斷地產生需求，需要不斷的經濟收入來滿足它的需求。因此，規劃一個家庭就和辦一家企業沒什麼不同。夫妻雙方是合夥人，父母的養老和房子的貸款是負債，家庭的股票和孩子可以理解為資產，家庭能夠維繫或者上升一個階層的前提，就是能源源不斷地獲得更多資產。當一場疾病來臨時，你就能體會這個企業辦起來有多難，如果你是家裡的創始人兼ＣＥＯ，我真替你捏一把汗並深表同情。

之所以要用管理企業的思路去管理家庭經濟，就是因為對於家庭來說，一切關於金錢的決定都會受到情感因素的影響。家裡可不是只有一個人會生病，每個人生病花的錢要完全相同嗎？老人和孩子生病是否應該花同樣多的心力不計後果地救治？自己的媽媽和岳母是否會有區別？治病到底要不要賣房？因此，沒有一個強有力的ＣＥＯ頂住所有人的壓力，做出最適合自家的選擇，最終有可能因為一、兩個家庭成員的疾病，因病返貧，讓多年積累毀於一旦。

而女婿，你就是家裡的ＣＥＯ。

02 為什麼經常是女婿來做決定？

做醫生久了，不知不覺會演化出某種特殊的能力，就是能一眼看出一個人到底是病人的兒子還是女婿，女兒還是媳婦，不同的角色表現上的確是不太一樣的。女兒通常是最讓醫生頭疼的。

一位病人手術後第一次來複查，通常這次複查我們會給病人看術後詳細的病理報告，然後告訴他目前的癌症分期，以及下一步治療方案。這位男病人六十多歲，性格不錯，但是女兒情緒化得厲害，住院期間經常因護理師吊點滴失誤和護理人員產生摩擦。她也知道自己容易情緒激動，但是她真的很愛爸爸，爸爸受一丁點兒痛苦，她看著都心疼。複查時，她讓爸爸在外面等著，自己進來聽。我看了眼報告，非常興奮地和她說：「這是早期肺癌，已經算治癒了！基本上不太可能復發，定期觀察就可以。」她「哇」地一下就哭了，說是太高興了。但等她父親進來時，任憑我們怎麼解釋，他也不相信自己已經治好了。

老先生一句經典的話讓我印象深刻：「我女兒都哭成這樣了，你還蒙我是早期？」

大多數女兒心思細膩，感情充沛，對於雙親得病這種事情，她們更關注的是「能不能治好」、「會不會死」、「會不會很痛苦」這些非常感性的問題。而做為醫生，我們更喜歡和女婿交流。女婿一般關心什麼呢？大多是「這個病要治多久」、「有什麼治療手段，治癒率怎麼樣」、「每次治療要多少天，總共要來多少次」。可靠的女婿一溝通就能明白下一步該怎麼做。

女婿適合做決定的原因是他既能夠做到充分地關心，又能做到充分地理性，他既不像外人一樣冷血無情、市儈算計，也不像女兒一樣被感情支配、不管不顧地全心撲上去，因此他通常能夠在兩者之間找到合理的尺度。大部分的女婿確實都給我這樣的感覺，女婿就像能夠冷靜處理事務的「家庭ＣＥＯ」。由女婿這樣的角色來進行家庭資產的合理配置，就是所謂的「女婿經濟學」。我們說了這麼多，無非就是花錢治療時是選擇全部投入還是有所保留。花錢要花到什麼分上，能做出合理的決定，讓所有人即使或多或少有意見也能信服這個決定，就是最好的結果。

更重要的是，女婿和岳母的關係通常很好，不像婆媳、公媳的關係那麼敏感。我們再看看其他關係類型。病人的兒子通常也是很好的溝通對象，一般兒子在父母的健康問題上也能做到理智處理，雖然少數會哭得歇斯底里，但相比女兒還是要好一些。兒子的問題通常是太忙，會讓媳婦幫忙處理具體事務。媳婦是相對最尷尬的角色。大多數媳婦和公婆之間日常都有小摩擦，而且婆媳關係本身就是最難處理的，因此在用錢這個問題上，媳婦就算知道怎麼做最合理，也不好直接說。

但我見過一些非常厲害的女性，她們無論是處理自己家人的疾病，還是處理公婆的疾病，都展現出非常強的決斷能力和掌控力，能夠獲得所有家庭成員的信任。

有位女士的婆婆是乳腺癌術後肺裡又長結節的複雜病例，治療選擇很多。然而住院時，她拉著媳婦的手對我說：「醫生，你有事就和我媳婦商量，她讓怎麼治我就怎麼治，不用問我，我也聽不懂。親媳婦還能害我不成啊？你說是吧。」然後轉頭對著媳婦溫暖地笑了笑。我認為這樣的女士完全能夠勝任「家庭ＣＥＯ」的位置。

女婿和媳婦沒有本質區別，也和男女無關，關鍵是這個家庭中誰能夠獲得大多數家庭成員的信任，並進行合理的決策。

03 看病是個繞不開錢的問題

所謂經濟學，具體落實到生活場景中，就是如何花最少的錢，獲得最大的價值。你完全可以用較少的價格，選擇效果稍微差一點的治療方式，這一點也不丟人，反而是非常合理的選擇。但「量力而行」四個字，知易行難。

只有兩類人完全沒有這方面的顧忌，一部分是很有錢的人，另一部分是很窮的人。有錢人就不說了，先說說窮人。我在東北下鄉時，曾仔細了解過這地區癌症病人的化療方案。肺癌中的腺癌類型癌症，理論上用培美曲塞（Pemetrexed）效果更好一些，但這裡的病人用得最多的是相對古老的吉西他濱（Gemcitabine）。培美曲塞的效果確實比吉西他濱稍好一點點，但價格的差別是巨大的。當地的醫生和民眾似乎覺得用吉西他濱是一件再正常不過的事情，畢竟大部分家庭沒有這麼多錢，既然療效差別不是太大，何必買貴的呢？

真正難受的是正在城市打拚的「中產」和「偽中產」們，上不去也下不來，卡在中間不知所措。很多人怕去醫院，因為醫院是個消費很瘋狂的地方——花錢無數，似乎是個永遠填不滿的無底洞，而且根本沒有獲得任何快感。

從醫生的角度來看，很多時候治療的邊際效益是驟減的，也就是說，多花很多錢和時間，付出很高的代價，只能提高五%的有效率，這是非常常見的現象。例如最近肺癌領域比較熱門的免疫治療，雖然原理很神奇，確實出現了一些奇蹟，但是總體的有效率還是非常有限，有報導稱只能提高一〇%，且副作用相當大。一年數百萬的醫療費對很多家庭來說壓力都是巨大的，但內心又無法拒絕。如果不做好心理預期建設和財務管理，癌症有可能導致一個家庭人財兩空。

另外，不同的癌種之間差別很大，像甲狀腺癌也許只要一、兩萬臺幣就可以搞定，但是胰腺癌、淋巴瘤、食道癌等，手術加上化療、放療、免疫治療，動輒超過百萬臺幣，還不一定能夠讓病人康復。客觀上看，愈是花費高的癌症，獲得治癒的可能性還愈小，而且可能在治療過程中出現很多折磨人的副作用，但最糟糕的，還是獲得希望之後的絕望。很多病人甚至偷偷和我說他真不想治，因為渺茫的希望花掉家裡這麼多錢，他們心裡也很難受。

癌症治療的陣線往往會拉得很長。例如，有些病人化療二個月，然後手術，接著繼續放療二個月，後續也許要持續進行免疫治療，因此不是籌一筆錢就能夠解決問題。與癌症的長期鬥爭中，家裡主要勞動力的工作和收入也有可能受到一定程度的影響，進一步增加家庭的財務壓力。

更尷尬的是，有些在醫生眼裡的好消息也變成了壞消息。我做小醫生時，有次和一個肺癌晚期的病人介紹方案。他的兒子很淳樸、很陽光，特別自豪地拍著胸脯說：「醫生，您就給我爸爸用最好的藥，我有錢！」我當時沒多想，就對他說：「你們確實非常幸運，您父親這個病變做了基因檢測，有個相對罕見的基因突變，可以用標靶藥了。」年輕人非常興奮，趕忙和他的爸爸說有救了！

但這個藥當時差不多一個月要花三、五萬人民幣（約十幾二十萬臺幣），即使有些贈藥的政策，吃半年至少也要自費二十多萬人民幣（約百萬臺幣）。他知道這個情況後，找了個沒人的地方痛哭了一場。我一問才知道，他哪裡是不差錢，他是個工人，為了給爸爸治病，工地上早、中、晚三班工作都做了，一天都不休息，一個月收入也就七、八千塊人民幣（約三萬臺幣）。他怎麼知道自己的錢對於治療來說，只是個微不足道的零頭。在醫生眼裡「有罕見突變」這種非常難得的好消息，變成了讓人心如刀絞的壞消息。

因此，這些年我致力於提供一些諮詢服務，為癌症病人提供來自專業的、但又是從朋友角度出發的建議。我發現大部分家庭都差不多，多數人都不是含著金湯匙出生，也不是年薪百萬財務自由。許多人一邊對家人說：「別擔心，家裡有我。」一邊彎著腰扛起整個家庭的重擔艱難前行。如果你不幸有家人得了癌症，不妨客觀地和醫生表達自己的家庭狀態，我相信絕大多數的醫生會主動幫你選擇最適合的治療方案。

我學醫時，當時北大醫學院院長劉玉村老師說：看病實在沒法做到完全不談錢，每次他都要問問病人帶了多少錢。不是惦記著病人的錢，而是需要根據其經濟實力幫他選擇最適合的醫療方案，因為讓病人自己選擇實在是太難了，畢竟在醫學領域並非愈貴就愈好。

劉老師說：他真的希望有一天醫生看病時能夠不問病人有多少錢，只給出最正確的醫療建議就好。然而我們距離走到這一天，也許還有一段相當長的時間。

所以說，讓女婿來做決定，就是因為女婿能夠客觀地向醫生表達家庭的狀況，做出理性的、符合家庭實際情況的決定，而不是但凡有人生病就考慮賣房、賣車不顧一切。也希望各位妻子能夠給老公多一些空間，不要腦子一熱就無所顧忌，也不要埋怨老公的「摳」和「省」，你們要和醫生一起商量最適合你家庭經濟的治療方式。

第三節 醫生讓我選擇治療方案，怎麼辦？

01 為什麼醫生要把選擇權交給你呢？

早幾年時，我所在的醫院更改了全部的知情同意書。知情同意書的改動很簡單，就是增加一個條目，要求給病人「至少兩個選擇」，讓病人決定用哪種治療方式。乍看沒什麼問題，對吧？但是操作起來就有趣了。

那天我坐在辦公室簽病歷，聽到住院醫生和病人家屬談話。

「你可以做手術，也可以不做手術。」

「我們既然都住進來了，就是要讓主任給我媽開刀的。肯定是做手術比較好，對吧，醫生？」

「我不能替你做決定，你可以選擇做手術，也可以選擇不做手術，這是你的自由。」

病人和家屬一時間就蒙了。

「沒人說我們可以不手術啊！不手術我們能幹嘛呢？」

「不手術可以選擇觀察！」

「我媽這個穿刺了是癌呀，能觀察嗎？」

「這個我沒法替你做決定，選擇手術和選擇不手術都只能你說了算。」

「醫生，如果是你媽得病，你會怎麼選呢？」

「我媽沒得病，別亂講。」

「我知道，我是說假設……」

我看那個住院醫生馬上就要跳起來了，趕緊衝上去，把住院醫生支開，和家屬簡單說了幾句。

「這是現在的規定，讓您知道手術存在風險，如果實在不能接受風險，醫生是不能強迫您做手術的。但是現在的病情，確實手術是最好的選擇，所以建議您選手術。」

手術非常順利，病人也成功出院了。但沒想到又過了幾個月時間，這個病人家屬又來我門診了。她媽媽不是我負責的病人，按理說複查應該找她的主治醫生才對。結果，她為的是另一件事。

「我媽又住院了，說是腦梗，醫生建議我們用抗凝，但說用了可能會出血，不用可能會栓塞，讓我們自己決定用不用。我實在是沒招了，才來聽聽您的意見。」

我聽了直搖頭。這不是我的專業，但大概明白那位醫生的意思。醫生的潛臺詞是「抗凝總是有風險的，而且這個風險沒法控制，如果要用，出風險可別怪我沒和你說」。

增加「讓病人自行選擇」的條目是為了實現「知情選擇權」。這條規定從法律上，不允許讓做為醫生的我為病人做任何決定。法律的初衷是好的，為了最大限度地保障病人的權益，讓「你知情，我選擇」變成「你知情，你選擇」。這是進步，我同意。但實際操作時，如果沒有做好醫生的培訓工作，很有可能因動作變形而出現畸形的效果，就像我開篇講的那位病人一樣，會很無助：我不懂醫，你讓我怎麼選。

其實，也不是「知情同意書」告訴了病人風險，由病人來選擇，醫生就完全不需要承擔責任了。一位優秀的醫生，也不會用這樣的方式讓自己規避風險，和病人講述過所有治療方案之後，一定會主動給病人提供一個他認為最好的治療方案，這才是做為一位醫生最基本的職業素養。如果什麼都讓病人自己選，那要醫生有啥用？

醫生、倫理學家傑伊・卡茨（Jay Katz）一九八四年寫的《醫生與病人之間的沉默世界》（*The Silent World of Doctor and Patient*）書中提出的觀點引發了醫療改革，使得病人對醫療決策擁有更大的決定權。阿圖・葛文德（Atul Gawande）醫生認為如果賦予病人更多醫療決策自主權，有可能在無意間大大提高了醫療服務的品質。但與此同時，也覺得這種責任的轉移做得有點矯枉過正了。病人自主權看似變多了，但最後不得不面對一個殘酷的事實：病人通常不想要醫生給他們的自主權，實際治療中他們會放棄這個權利。

02 看病如打牌，高手也不能包贏

病人為什麼要選擇治療方案，就不能給出一個最好的治療方案嗎？很可惜，你可以透過Google Map軟體看到去機場最快的方式是坐機場捷運還是開車，也可以透過購物軟體比較同款商品的全網最低價，但在「看病」這件事情上，想找到「最好」真的很難。我們往回倒推一百年，哪怕是慈禧太后花重金聘請的醫生，都沒有你現在去拍個X光片獲得的訊息多。

醫療技術飛速發展的今天，為什麼還沒有「最好」的方案呢？因為醫療不僅是一門自然科學，也是一門社會人文科學。醫生認為最好的方式是手術，但是你這一週剛好想陪女兒走上婚禮的殿堂；醫生認為你應該多吃肉，可是你吃齋念佛不肯破戒；醫生認為要切除乳腺才能徹底，但你不想損失做為女性最重要的器官。

不僅如此，醫學還是一門基於概率的科學，但是做為個體，我們無法接受概率的結局。例如現在，肺結節非常氾濫，而且好發於女性，導致很多中老年女性飽受困擾。做手術吧，如果化驗是良性，豈不是白做？何況還有術後疼痛、呼吸困難的風險，更甚者，萬一手術臺上出風險人沒了，豈不是後悔莫及？可是不做手術吧，萬一是惡性的，再過一年長大了、轉移了，怎麼辦？即使醫學的診斷準確度有九九％，但是那一％落在每個個體身上，都是一場災難。

我的導師就遭遇了類似的情況。一位病人的肺結節是良性的，手術很成功，但病人術後因呼吸功能出問題去世了。家屬不依不饒，認為這個手術不做就沒事了，並說醫生在手術前就應該勸他不要手術。

如果你把醫生看成救苦救難的菩薩那可就大錯特錯了，在我的心目中，醫生更接近一個賭徒，是拿病人的生命和自己的職業生涯（甚至是生命）在搏一個奇蹟。醫生只是牌桌上的高手，相對於普通玩家，他能清楚地算出場上打過的牌，也必然知道如何打牌能夠最大概率地取得勝利。如果他一個晚上持續打牌，能夠保證自己是贏錢最多的那個人，但即使是這樣，也無法保證每一局都會贏。

我給大家講一個真實案例。男，六十三歲，在某地診斷出甲狀腺癌，經朋友介紹又找某直轄市著名醫生會診，診斷為良性甲狀腺結節，半年複查。家屬不放心又託朋友找一位京城的著名醫生診斷為甲狀腺腫瘤，需手術。於是病人回某地請最初那位醫生動手術，術後病理化驗為良性甲狀腺結節。病人會診費連同住院費花了幾萬元。那麼問題來了，到底誰才是「庸醫」？是否有醫生應該賠償這幾萬塊？

在我們醫生看來，這再正常不過了。甲狀腺是結節還是癌，本身很難確定。包括穿刺在內的任何一項檢查都可能對病人造成損傷。你永遠無法確定所做出的醫療決定到底是對還是錯。唯一能確定的是，你推薦給病人的方式是《NCCN 指南》上正確概率最高的方式。

03 怕選擇錯誤是因為機會成本太高

不說看病，先說說自己。

我辭職了，從北京一間非常知名的癌症醫院辭職。沒有發生過醫療糾紛，一路順風順水，沒有什麼人際關係不和，就是單純辭職。只因為想趁年輕見識更廣闊的世界，不荒廢生命。

有人吐槽我的任性，也有人讚美我的隨性。但我從北京辭職到上海讀博士後，常會半夜驚醒，這種內心的焦灼無法告知他人。很多人不理解：「你在焦慮什麼呢？明明是去了更高的平臺，有了更多發展機會和施展空間，應該開心才對啊。」我之所以焦慮是因為無法估算辭職付出的機會成本有多高。

你看很多人在公司天天抱怨，就是不離職，罵罵咧咧做了一輩子。說明這份工作還可以湊合，比上不足比下有餘，就這麼過一輩子也不會後悔。最多就是哪天午後突然想起，如果中途離職，走不一樣的路，會不會不是現在這樣平凡的生活？但如果當初真的中途改道了，幾十年過後，當時的同事各個功成名就，而你沒混出個人樣，會不會後悔呢？

人們不怕選的東西不夠好，怕的是自己做出的選擇是錯誤的。正是對後悔的恐懼支配著人們做選擇時躊躇不前。

「如果當初選擇做手術而不是保守的化療，媽媽是不是能活到現在？」

「如果當時咬咬牙讓媽媽堅持化療，會不會腫瘤就不復發了？」

人總是在出現不如意結果時，開始質疑當初的選擇，但你問問自己：當時做的選擇是不是基於當下情況的最優解。如果是的話，要努力放過自己。

不妨告訴你一個小祕密。很多時候所認為的不同選擇，差別真的沒有你想的那麼大。肺癌術後輔助化療絕對的獲益只有五％，我解釋一下這個五％是什麼意思。我們知道對肺癌來說，化療的有效率大約是五〇％，也就是說一半的病人可能有效，一半的病人可能效果不太好。做了切除手術之後的化療，醫學術語叫做「術後輔助化療」，雖然沒有病變可以讓我們來評估化療到底有沒有效，但從人體檢驗的數據發現，做化療的人比不做化療的人，五年生存率高了五％。

從三〇％到三五％，無非是這樣的差別。

說多也不多，說少也不少。尷尬不尷尬？做還是不做？而且分期愈早的病人，獲益愈小，也就是不到五％。花一大筆錢，受半天罪，值不值？所以你現在能理解醫生說「可以做，不做也行」了吧。

這句話看起來過於隨意，似乎醫生對你的健康漠不關心，但其實他說的是最客觀的結論——對個人來說，做化療或不做化療都有復發的可能。唯一的差別是，做了化療之後再復發，你會覺得自己盡力了，僅此而已。但只要你聽了醫生的建議，做出的是無愧於心、適合家庭經濟狀況的選擇，就完全可以平靜地接受一切後果，不需要把過錯歸結在自己的選擇上。

這不是你的選擇，這是癌症，雖然可以不怕它，但得給它足夠的尊重。

這就是你做為癌症病人的家屬，需要做的修行。

04 治療方式過於昂貴該怎麼辦？

我還是醫學生時去圍觀過一次門診，當時叫做「早期接觸臨床」，目標是為了培養學生對於臨床的興趣。我和另一個青澀的小男生一起站在乳腺科的門診室內，青春懵懂還沒有交過女朋友的兩個大一新生，一旦看到門診的外科醫生給女性進行乳腺觸診，我們就背過身去，怕引起病人的不悅。

但那時，我注意到一個現象。醫生給病人開藥時，每每問的第一句都是「你今天帶了多少錢？」然後才會決定開什麼藥，開多少錢的藥。

當時天真的我竟然被激起一絲源於道德的反抗。每個人都是平等的，怎麼可以因為錢的多少來改變治療方案？

果然我還是太年輕了。慢慢成長之後，我開始出門診。有個肺癌晚期病人可以選擇標靶治療，當時第三代標靶治療的藥物剛上市，大家紛紛建議病人採用第三代標靶治療，理論上效果更好（雖然好得很有限），我就把這個方案告訴了病人和家屬。但是病人沉默了，雖然他一直點頭說：「真好，真好，還有藥可以治。」兒子趕緊把父親推出診間，坐下對我說：「醫生，我爸就是怕花錢，你不要管他，就聽我的。我挺能賺錢的，所以怎麼好就怎麼來，我就這麼一個爸，剛工作他就病了，這必須得治啊。」

「第一代標靶藥雖然能報銷也不貴，但第三代的效果要稍微好一點點。」

「嗯，那大概要多少錢呢？」小夥子非常激動。

「大概一個月三萬多一點（約十幾萬臺幣）。」

病人兒子陷入了長時間的沉默，然後默默抹著淚說：「我知道我爸的病之後，和老闆說了我三班早、中、晚都做，我不休息，我一停下就有負罪感，因為沒錢看病。但即使這樣一個月就七、八千塊（約三萬臺幣），我們……」他使勁搖了搖頭。

心裡是真的痛。

那以後，我慢慢變成了之前最討厭的醫生的樣子。如果我知道病人的家庭困難，不會再告訴他們世界上又出現了什麼最新的治療方法或昂貴的新藥，只會告訴他們一種我認為最適合他們經濟實力、效果沒有太大差別的治療方式。不知道是不是心誠則靈，這些經濟困難的病人，雖然用的不是昂貴的新藥，但是碰巧恢復得都還不錯。

現在回憶起來，我似乎錯怪當時那位醫生了。

如果醫生建議你爸爸採用一種比較昂貴的治療方式，你負擔起來確實有困難，該怎麼辦呢？這時，千萬別腦子一熱就想：這是我爸爸呀，我賣房子也要給他治。這樣做當然可以，但是也許沒有必要。

首先，並不是錢愈多的治療方案愈好。從經濟學的角度，昂貴的抗癌藥物是高收入階層的一種可選項，並非所有人的必選項。新藥從海外進口之後，大多數的藥物定價最開始都是每年十萬（約四十五萬臺幣），二〇二〇年後新藥的價格漲到每年二十萬（約九十萬臺幣），明顯超出中低收入病人的支付能力範圍。包括我在內，不是所有人都必須接受最貴解。

第二，開個家庭會議。叫上負擔家庭收入主要來源的人、對家庭的債務和風險負主要責任的人、藥費的主要提供者、家裡話語權最大的家長，一起開一次家庭會議。你不妨用下面這樣一個公式來幫助做判斷。

例如這個藥物一〇〇%有效，就是一百分；併發症的發生率是一〇%，就是十分；價

用藥程度＝藥物效果－併發症－價格－家庭負債

格是每年二十萬，要用二年，那就是四十分；家庭負債是八十萬，就是八十分；用藥程度的計算是一百減十，再減四十，再減八十，等於負三十分。低於零分，意味著從你們家庭長期發展的角度考慮，眼下的問題也許不適合投資這麼一大筆錢解決。會議的召開和結果都要和其他家庭成員同步。

比起舊藥，新藥的性價比是相對低的，也就是所謂的邊際效益遞減。愈新的藥使用的人愈少，導致每個人分攤的單價很高。然而，效果卻不一定隨著價格而升高，副作用卻可能更明顯。例如免疫治療這種比較新的療法，就可能造成五％～一〇％的病人出現嚴重的免疫性心肌損傷，甚至出現生命危險。

一般而言，高齡病人的身體狀態要比年輕病人更差，既往有過一些心、肺、腦疾病的高齡病人，可能不一定適合採用新藥。在嚴重副作用發生率相當的情況下，高齡病人更有可能因心肺功能較差而出現併發症，甚至死亡。原來希望是獲得額外五％～一〇％的獲益，但是要搭進去二〇％～三〇％的風險，就得不償失了。當然，具體的獲益和風險數字很難描述，畢竟治病不是一道簡單的數學題。

可以帶病人再去找醫生諮詢，詢問藥物治療的全程費用。為什麼要了解全程費用而不是一個月要花多少呢？因為癌症的治療通常是長期的過程，如果無法接受全程費用，那麼貿然地開始也是一種不負責任的行為。你要關心以下幾個問題。

一、這款藥需要用多久？有的治療方案不是最終的方案，幾個療程後又需要結合其他療法，不要等借債完成治療後，才發現仍需投入大量費用到第二階段的治療中。

二、治療效果最好能有多好？有的治療方案不能保證終身，效果只能維持一年或二年。

三、平均治療效果是什麼？個體奇蹟時有發生，但切勿抱有僥倖心理。

四、最後，請醫生推薦一些備選方案，這樣你和家人溝通時，只需讓他們做選擇題，而不是判斷題。

如果你已經決定使用不那麼昂貴的方案，勸說老人理解時，也要注意一些話術。例如，醫生如果說了效果不那麼肯定，那麼給家人描述藥物效果時，不要用太過於精確的概率來描述，因為緩解率五％、二〇％這樣的詞彙容易增加賭徒心理。你可以選擇用時間來描述，比如，「這個藥物平均能延長二個月的生存期」。這樣更容易讓人從感受上理解藥物相對真實的效果。

不要忽略病人的想法和意願。如果病人已經知曉病情，並堅持要用最好的方式治療，也提出一些經濟上的補償方案，例如家裡有些房產可以變賣等，要更慎重處理。但即使是這樣，還是要讓病人做好心理預期，因為「更多錢」不代表「更好的治療效果」。要合理調整全家人的預期，告訴他們癌症晚期的平均治癒率只有不到一〇％，很難出現「奇蹟」和「神藥」。對於已經進入消極治療期的病人，比起治癒，更重要的是保證生活品質，還是不要嘗試新的、不確定性的藥了。

如果病人知情後表示不願增加家裡人的負擔，最好也不要直接答應，因為讓病人多少有些心寒，可以與醫生多溝通幾輪，或者多換幾家醫院詢問後再決定，讓病人感受到你的愛。

最後，也是十分重要的一點。對於那些不負責出錢、和老人又比較親密的家庭成員，可以帶上他們一起去醫院溝通，不要只是透過自己的話語來轉述，讓他們參與醫患溝通的環節，以免他們因資訊不對等，不理解你的決策。換句話說，就是堵住這些人的嘴。別在結果不如預期時，突然跳出來說風涼話：「當時要是×××就好了啊。」

這種親戚，要麼堵住他的嘴，要麼絕交。

第四節 體檢肯花錢，得病少花錢

我們每天都要做許多重要的決定，比如上街買什麼衣服，比如今天中午吃什麼，但是什麼時候去做體檢，這個決定要難做得多了。沒有人不知道體檢的重要性，但是絕大部分的人只在工作單位體檢時被迫去做，只有極少數人會認真給自己安排一次體檢。

我經常說：體檢絕對是個反人性的產品。若我對孩子說：你看太陽當空照，花兒對我笑，我們去醫院做個體檢吧！那非得被孩子鄙視不可。

我們也很少在春節、婚禮這些場合，不送紅包，不送禮盒，送個體檢卡。送這個本身沒問題，寓意也挺好的，但這話該怎麼說出口是個問題，要不就說……「大哥、大嫂新婚快樂！我看你們氣色不錯，要不要做個體檢好好查查。你們剛剛的誓詞說得好啊，不管健康還是疾病，都將相守一生。」

從觀念上大家都認為體檢有價值、有意義，但是真要去體檢，這一步可真是太難跨出去了。說白了，體檢就是一次花錢找罪受的過程，錢沒少花，得到好的結果沒覺得多開心，但得到不好的結果還瞎操心半天，還不如難得糊塗。更何況，做體檢的過程有時要遭不少罪。我們要把身體的一些部位暴露給醫生戳一戳、捅一捅，有些人抽個血都能暈倒（其實我本人也很怕抽血打針，一消毒就緊張得要命），還有胃鏡和腸鏡就不用說了，捅的過程本身就很受罪，更何況你還要提前注意好飲食和預做清空腸道這些事項。

體檢，真的是一種三百六十度無死角勸退一個正常人的活動。但凡是個正常人，恐怕就沒辦法坦然地接受它。誰最有可能主動去做體檢？大多數是家人患病之後，看到疾病就發生在身邊，有最直觀的感受和最迫切的動力——怕死，也怕花完錢還死。

醫生對病人家屬說的一句話很關鍵——「可惜啊，這個病要是能早發現一年，就不至於像現在這樣了。」這是病人家屬去做體檢最大的推力。

從目前的臨床數據來看，以肺癌為例，早期的肺癌只需要花五萬塊人民幣（約二十幾萬臺幣）做個手術，一週就能出院，手術前後什麼治療都不需要，就能獲得大概八五%以上的治癒率。但是到了中期，就要花五萬塊手術費，五萬塊化療費，而且只能獲得五〇%的治癒率。到了中晚期就麻煩了，五萬塊手術費，五萬塊化療費，五萬塊放療費，再加上零零碎碎的標靶治療、免疫治療，治

體檢公式：體檢意願＝焦慮感＋體檢獲益－體檢成本

癒率只有二〇％。晚期是最絕望的，可能幾十萬砸進去了，只能獲得五％的治癒率，治癒的這些人真的都能算得上是醫學奇蹟了。

隨著這幾年各大城市的體檢大範圍開展之後，愈來愈多人感受到體檢帶來的巨大價值。現在病人來就診更多是因為體檢發現某個結節，而不是因為咳嗽痰裡帶血。這是資訊化飛躍帶來的進步，這些病人成功治療、逆轉人生的故事，也鼓舞了更多人加入體檢的隊伍中。

我今天要講的，不是我們該不該做體檢，而是該怎麼勸說別人（和自己）進行體檢，怎麼合理地安排體檢，以及究竟怎樣才能為自己和他人量身定做一套適合的體檢方案。

01 我爸爸總說會去體檢，但就是不行動，該怎麼辦？

上面的公式是某次講座時我偶然提出的一個概念，後來成為講體檢知識時必講的內容，現在愈來愈多人把它當作一個工具去思考問題。

什麼叫體檢意願？就是一個人會選擇今天去做體檢，而不是逛街、工作、看電影。他放棄了其他選項，願意花一筆費用，花一些時間，去一家醫院或一家體檢機構進行體檢，並且他需要這家機構提供的體檢報告。也許是出於健康需要，也許是出於工作需要，這不重要，重要的是他一定要完成這一項計畫。

完成這項計畫的過程中，心中的小天使和小惡魔會不停打架。小天使負責提供動力，小惡魔負責施加阻力。

首先的動力，就是焦慮感。

人之所以不願意去體檢，最大的問題是動力不足。外力再怎麼強大，只要缺乏自驅力就沒人能把你綁去體檢。這種自驅力的缺乏，關鍵還是因為對疾病發生這件事情抱有僥倖心理。

「明年再去吧……」

「今年太忙了……」

「今年生意不好做，沒賺什麼錢……」

總之理由非常多。

然而，當爸爸罹癌時，很多人就會主動為媽媽、為自己安排一次體檢。因為他這時知道，疾病來臨時不會和你打一聲招呼，不會問你是不是做好了準備，不會在意你是不是剛走上了正軌，抑或是正遭遇職場、家庭的種種不幸。

因此我在很多場合向大家兜售這種「焦慮感」。我不是商人，但每販賣一次焦慮感，也許就能幫到一個人。有次做講座時，一位攝影大哥一邊聽一邊問旁邊的人：「你們這體檢多少錢？我能預約嗎？我愈聽愈不安。」沒錯，無論聽了多少道理，還是要你也如此認為，我們都是凡夫俗子，都會得病。至於什麼時候得病、得什麼病則因人而異，但只要能早一點發現，就選擇了無數條人生路線中稍微長一些、平坦一些的那一條。

焦慮感是源於自身的、和生存意願伴行的一種生存本能，我們無法簡單地用「好」或「壞」來描述它，需要客觀地理解它存在的價值。過多的焦慮感固然讓人生像一列加足燃料的火車，但過度缺失焦慮感就像一輛沒有剎車的列車，同樣危險。

你有沒有過這樣的瞬間：站在商場的五樓，手裡正拎著給孩子買的玩具、給長輩買的衣服，感慨自己是個上有老、下有小的幸福中年人。這時，你偶然望了望下面，腦子裡閃過一個念頭：「要是我不小心從這裡掉下去了會怎樣？只要身子傾斜一下，或者是往下看時被淘氣的小孩撞一下，那我現在擁有的一切不就化為烏有了？」想到這裡，你驚出一身冷汗，甚至回頭看看附近有沒有人。你在內心問自己：「我為什麼會突然這麼想？」

這是大腦的自我保護機制。睡覺時，你以為自己完全關閉了意識，其實大腦的一部分一直是清醒的，不但負責讓你保持均勻的呼吸，也讓你在呼吸急促時（睡眠呼吸中止症）盡快甦醒過來。不管你怎麼翻身也不會翻下床，也是大腦的自我保護機制發揮著作用。

我們需要焦慮感，並不是要焦慮地過一生，而是讓你知道生活中有哪些潛在的危機，而能夠透過做出一些必要的行動，讓自己離危機遠一些。

我「販賣」健康焦慮時，很多人會打趣說：「你這不就是以前江湖上插個旗子到處糊弄人的算命先生嗎？但你是有良知的那種算命先生，不但算命，也給了解決方案。按你說的去做，很多人的人生就完全不一樣了。世界上能少一些中年喪偶，再少一些少年喪親。」

既然要做算命先生，我就要做最帥、最有良心的那一個！

體檢能獲得健康嗎？不能。

體檢會損傷健康嗎？也許真的有可能。

體檢的獲益必須放在更長的時間維度來看才合理，因此體檢的獲益應該理解成——透過體檢可以獲得一個潛在的延長生命、改善生活品質的機會。你花的錢、遭的罪，換來的是這個機會。

有沒有其他更直接的收益呢？有。

最直接的獲益場景就是求職。求職單位需要你提供體檢報告證明無疾病，這是我們去做體檢一個非常直接的原因，但這並不是好的事情。你不是為了發現疾病，只是為了「身體健康」的證明，那麼大概會選擇體檢最鬆的機構，即使醫生發現了問題，你也會盡可能要求不要寫在報告上。身體健康就能獲得工作機會、保險資格等，其中有利益，就會有水分，而這不是我們要的體檢。

還有另一種體檢的獲益更常見。我有時接到醫院的要求去社區做公益講座，聽眾都是上了歲數的年長者。這種公益講座主辦方往往會拿出最大的「誠意」——香皂、毛巾、洗衣粉等日用品。這些東西對於年長者而言，真的是精準打擊的超級殺傷性武器。這種武器甚至能把那些腿腳不靈活、上公車站不住的爺爺、奶奶們瞬間治好，那場面可真是座無虛席。

不止是講座，任何社區促銷活動，體檢送溫暖活動，本質都是這些，用便宜的餌換來更高的回報。這些所謂的體檢，例如測量血壓、血糖、骨質密度等，無非是用低成本的方式把焦慮感傳遞給老年人，看中的還是老人與資訊化社會脫節所帶來的資訊不對稱，以及喜歡得到小惠的心理。

以上兩種雖然都算是體檢獲益，但都不是我們真正需要的體檢，而是披著體檢外衣的利益轉化，真正的體檢獲益是自己的健康機遇。

我有位朋友偶然提起她媽媽乳腺結節 BI-RADS 四級好多年，但這四、五年都沒去做體檢。她還不忘向在座的人「普及科學」，說 BI-RADS 四級不是癌，不要緊，五級才要去處理。我當場給她解釋，四級有惡性可能，還是要嚴密觀察，四、五年都不檢查是不對的。我建議她盡快抽時間帶媽媽去醫院做個B超加乳房攝影，別掉以輕心。畢竟我在江湖有著「算命先生」的美名，因此她雖然當場被駁了面子，稍微有點不開心，但是第二週還是帶媽媽去醫院做檢查了。果然……

這個「果然」雖然不厚道，但是確實如我所料，已經不是什麼四級乳腺結節了，報告上明確說「乳腺癌可能大，建議立刻穿刺和手術」。這位朋友對我確實佩服得五體投地，並不吝嗇繼續幫我推廣「算命先生」的業界聲譽，讓我坐實了這個頭銜再沒法洗白。甚至有人不叫我「算命先生」，而叫我「烏鴉嘴」。

當醫生，說得不準不行，說的準也不行，好難。

怎麼勸家人去體檢呢？你可以合理利用規則，讓家人獲得一種「占到便宜」的感覺。我曾努力勸我爸去做CT。第一年時好說歹說，他雖然很不情願，但還是去做了一次。第二年，我都忘記了，他居然主動說是不是又該做CT了？我一想，是該做了啊，但您去年不是不想做嗎？他說：「確實有點麻煩，可是你看，這個CT就四百多塊錢（約二千臺幣），醫院能報銷八〇％多，然後工作單位還能二次報銷不少，裡外加起來，就跟免費的一樣，那我幹嘛不做啊，不做白不做！」

很有道理啊！政府政策也是鼓勵早診早治，那為何不好好利用這個規則，讓父母盡可能「撿點便宜」呢？總比發現時就是晚期對國家醫療支出的負擔小得多吧。

我沒從醫之前，從來沒有仔細想過體檢這件事除了錢還需要其他成本，一直和爸媽強調：你們不要在乎錢，錢我來出。

說明我當時太年輕，不曾理解成本的含義。這裡說的成本是廣義上的成本，不僅指你為了做體檢需要繳的費用，還包括為了體檢花費的時間和精力，在門診被護理師或醫生甚至收費人員呵斥的心酸，以及體檢前和拿到體檢報告前的焦慮，甚至是發現疾病時不知如何處置的麻煩。這一切會阻礙你去體檢的，都可以稱為成本，而這種成本之高，可能超乎你的想像。

曾經有人問我：「體檢應該去體檢中心還是醫院？」當時做為在醫院工作的主治醫生，我肯定毫不猶豫地回答：「當然是醫院啊。」

你可能會發現一個現象，體檢機構很少給出非常確定的診斷。例如醫院的CT或B超報告會寫「考慮良性」、「考慮轉移」這樣的字眼，而體檢機構的報告通常是「可疑陰影，建議複查」這些模稜兩可的字眼。為什麼會這樣呢？

體檢機構最大的價值是查出問題，並且不能漏掉問題，但不負責未來如何診治疾病，也不在意臨床醫生看到這個體檢報告要怎樣使用，因此只需讓有問題的人去醫院複查並接受治療就好了。但是醫院的診斷科室要和一線的臨床醫生打交道，因此寫報告必然會更加激進一些。如果CT的報告都不給出影像科專業的傾向性判斷，讓臨床醫生從何下手呢？

臨床上有個例子，來找我就診的一位阿姨的肺結節沒什麼變化，但上次的CT報告A醫生寫的是五公釐，這次的CT報告B醫生寫的是六公釐，在影像科醫生看來只是個誤差。哪怕是同一位醫生，兩次測量都會有些許的不同。但在病人看來，可就是天塌了！無論我們怎麼向病人解釋，他心裡始終有個疙瘩，認為這個結節長大了，需要立刻進行手術。

因此我向所在醫院的影像科提議，如果認為結節沒有差別，那麼最好參考上次醫生寫的測量值，即使認為上次的測量值誤差比較大，糾正時別忘記補充一句「和前次複查無明顯變化」，讓病人能夠放心。這個建議被所有的醫生和影像科醫生共同支援，從而長期實施了。在臨床醫生和影像科醫生有來有往的交流過程中，就能從細節上給病人更加客觀又人性化的體驗。但體檢中心因缺失臨床環節，必然達不到這樣的默契。它能完成的只有檢查出問題這件事情。

但這是我年輕的想法，當我真的做為病人家屬在另一家醫院為長輩安排體檢時，才覺得病人真的很辛苦——如果沒有特殊的關係和管道，在醫院進行一次普通體檢是多麼困難的事情。你要預約的B超、CT，也許無法安排在同一天，甚至需要零零碎碎持續一、兩週時間，去窗口協調時間又總說不能調，一個下午來回跑，只是把來醫院的次數減少到四次（加上開檢查單這次和最終取報告那次）。

對於一般人來說，我們需要的是發現問題，還是準確的治療方案？

也許大醫院比體檢機構的準確度高那麼五％，但體檢機構的就診體驗可比醫院好上五倍！我去體檢中心做過一次體檢，無論是從服務流程還是服務體驗上，都能感受到以客戶——就是我——為中心去安排，而不是醫院的方便。

如果想讓長輩們走出體檢的第一步，我的建議是這樣：

如果你是醫院的員工或在醫院有非常好的人際關係，能夠讓你在醫院比較靈活方便地進行檢查單開具和時間協調，那麼醫院是個很好的選擇，不但能夠報銷醫療保險，而且有比較好的準確度。

沒有這個條件又想鼓勵長輩去體檢，並培養他們定期體檢的習慣，就不要在第一次體檢時讓他們獲得極度糟糕的體驗。去體檢中心做個價格稍微高一些、比較簡潔的體檢，發現問題之後，再針對性地去醫院做詳細檢查即可。

例如我的媽媽乳腺有個結節，我每年安排她在體檢中心進行一套全面的體檢，再去醫院幫她約乳腺檢查。這樣既能保證有比較好的體驗感受和結果，又能把在醫院的檢查項目和時間成本減到最低。

你看，連安排體檢都是要花腦筋的事情，花最少的錢辦最多的事。如果只是簡單粗暴的想當然耳，也許會讓長輩連續十年都不肯做一次體檢，然後花一筆不菲的價格為延誤買單。

還有些朋友腦子更靈活。我有位女性朋友每年給家裡長輩安排一次去日本旅遊外加體檢的行程。原先我是不以為然的，認為日本的體檢並沒有比國內好多少，為什麼要捨近求遠。但後來我在日本感受了一下確實發現，如果我們的醫院也能做到日本醫院這樣的專業和服務，醫患矛盾著實會減輕不少。不止如此，長輩出門旅遊時，身心相對處於放鬆狀態，與其說是為了體檢順便玩一玩，不如理解成來玩一玩順便做個體檢，這樣想來，體檢的成本幾乎可以忽略不計了。

訓誡長輩「你不用在乎錢，我幫你出就行了，你得注意自己的身體」時，不妨自己也去做一次體檢，切身感受體檢要付出的各種成本。只有你心中有數了，才會花一些心思讓阻礙長輩體檢的這方面成本降到最低，才能讓他們接受一項在短時間會造成一定程度的損害、但從長遠角度對他們自身乃至對家庭的經濟和命運有絕對益處的事情。

02 如何定制一套屬於自己的體檢計畫？

在這裡，我也給讀者朋友們介紹一個相對比較全面的體檢方案，大家可以根據自己的情況靈活選擇相應的體檢機構和體檢套餐。

我建議四十五歲以上的朋友進行相對全面的體檢，因為四十五歲已經到了易患病的年齡，至少一些結節開始有跡象了。

建議男性做以下體檢項目：

血液常規、糞便潛血。甲狀腺B超、胸部CT（一～二年）、幽門螺旋桿菌吹氣實驗（一～二年）、腹部B超、血清PSA，四十歲以後每三～五年胃鏡檢查、每五～十年大腸鏡檢查。

建議女性做以下體檢項目：

血液常規、糞便潛血。甲狀腺B超、胸部CT（一～二年）、乳腺B超／乳房攝影，幽門螺旋桿菌吹氣實驗（一～二年）、腹部B超、婦科B超、HPV檢查和子宮頸抹片（每三～五年），四十歲以後每二～三年胃鏡檢查、每五～十年大腸鏡檢查。

有幾個點需要提醒各位朋友注意。

女性的HPV檢測和子宮頸細胞抹片檢查是不需要每年做的，一般要求三～五年做一次，不放心的朋友可以每三年做一次。為什麼這麼要求呢？因為子宮頸的正常上皮細胞轉變為子宮頸癌的癌前病變需要三～五年，從子宮頸癌的癌前病變發展成子宮頸癌還需要二～五年時間，因此加起來需要五～十年時間，每三年做一次就足夠了，每年做不會發現更多病例，只是徒然增加一道檢測，也是白花錢。

幽門螺旋桿菌陽性不是什麼天塌下來的大事，臺灣的感染率約為五四％，也就是大多數人其實都感染了這個菌。只建議有胃癌家族史，或長期有胃痛、胃鏡發現胃潰瘍或嚴重胃炎等病人進行這個細菌的根治。

不要再用「胸部X光片」體檢自欺欺人了。我們醫院也安排這項體檢，但胸部X光片檢查的意義不大。可以理解成胸部X光片是把你從前面到後面拍成一張照片，要從這張照片來判斷病變，至少需要這個病變達二公釐以上才有可能發現。發現時，通常不是早期肺癌了。而CT就不一樣了，CT是橫著一刀刀切開，然後再一片片地看，能夠看到二公釐的病變，因此是發現早期肺癌的神器。沒有發現結節的病人每一～二年進行一次肺低劑量螺旋CT即可，如果發現了結節，可以根據醫囑進行定期觀察。

血液腫瘤標記，可能很多人都會上網查，某一項升高了一點點就懷疑自己得了什麼惡性腫瘤，其實大可不必。比較準確的腫瘤標記並不多，醫生比較信任的包括ＣＥＡ（癌胚抗原，針對大部分腺癌）、ＰＳＡ（攝護腺特異性抗原，針對攝護腺癌）、ＡＦＰ（甲胎蛋白，針對肝癌），而其他的腫瘤標記物，如果只是單獨一項稍微高一點點，例如CA125、CA199等，可以一個月後複查，或者換一家機構再查一次即可。也有相當多病人身體沒有任何異常，這些指標常年只升高一點點，這也是完全正常的現象。我個人的建議是某一項指標超過正常值二～三倍以上或者連續兩次都升高的情況，再對這個部位做一次相對全面的檢查，如果沒有異常，就暫時放輕鬆一些，不要被這些腫瘤標記牽著鼻子走。

胃腸鏡目前可選擇的替代方式是膠囊胃鏡，但是膠囊胃鏡無法取病理，並且由於不能靈活轉動方向，因此會有很多胃和腸道的角落看不到。如果家裡有比較明確的胃腸癌家族史，我還是建議每五年做一次胃腸鏡檢查，可以選擇全身麻醉，只需要睡個七、八分鐘就做完了，很快就會醒來，整個過程非常舒適。

第五節 買對保險不踩坑，才能逆風翻盤

01 做為醫生，我為什麼購買保險？

博士班剛畢業時，我的薪資只有幾千塊人民幣，交房租還只能靠已經工作了幾年的女朋友，也就是現在的老婆。那時我接到了人生中第一個保險公司的要求，讓我為他們的客戶做一場健康講座。講座非常成功，結束之後經理問我有沒有興趣買保險，我當時就決定保險一定要買，然而這一拖就是七年。

我為什麼沒有馬上買保險？原因和很多人一樣，因為窮。租房時，收入剛剛夠交房租；買房之後沒了房租，但是薪資要還房貸；收入稍微漲上來一點之後，又有了孩子……

那位經理這七年來多次暗示是不是該配置保險了，我都非常尷尬，總覺得正處在人生中很重要

時期，總是在缺錢，總是很拮据。但即使這樣，我們還是能夠每年花一萬塊錢（約四、五萬臺幣）去旅行，卻不考慮拿出一萬塊錢來配置保險。

好在我是幸運的，在完全沒有保障的情況下，這條脆弱的生命線硬是沒有崩。當我們有了孩子之後，老婆對我說：「要不，你去買個保險吧。」我想也對，買了保險，站著是印鈔機，躺下是一堆金，無論怎樣都是明明白白的真金白銀。幾百萬房貸瞬間能被我的保險理賠金填上一半，夠母子倆輕輕鬆鬆過個三五年。老婆再花三五年改嫁，接盤俠繼續還剩下一半房貸，最後孩子長大了給他當婚房。我當時想了想，這大概是我老婆心中夢寐以求的圓滿大結局吧。

於是我動心了，但保險這個東西就是這樣，雖然是個商品，但購買的體驗很差。有什麼東西是買了又不想用的呢？大概就是保險了。買了保險之後，恨不得鎖在櫃子裡，誰也不會在社群上說我今天買了一大堆保險。我雖然動了心，但是每次想下決心買時，就會覺得，這個月收入低了點，下個月吧……這個月要出去玩，下個月吧……下個月吧……明年吧……

當然，最終觸動我的，和觸動你們的一樣，就是身邊的人真實發生的例子。我的大學同班同學，大學八年裡有六年我倆住隔壁，還一起下鄉過二次、做過二次社會實踐。他是個男生，微胖，性格非常好，是無論誰都會豎起大拇指的優秀人才。結果他連續值了幾個夜班之後，在家裡與世長辭了，留下同樣是同班同學的老婆和不滿周歲的女兒。

這件事情對我們的打擊真的太大了，當時第一反應就是天妒英才。我無意過多渲染這種悲傷來促使你產生所謂的「焦慮感」，但就我個人來說，我覺得自己再也賭不起了。

我不能保證我會不會也「天妒英才」而短命，畢竟優秀是不能控制的缺陷。但我能保證的是，哪怕我不幸掛了，我的老婆和孩子也可以在我做出偉大而英明的選擇庇護下過上仍然不差的生活。

俗話說，窮人買彩票，富人買保險。

我不是富人，但是我覺得這句話應當這樣理解：此處的「窮人」和「富人」沒有嚴格金錢上的劃分。「窮人」更多指的是不擔心失去任何事情，他的生活已經處於谷底，他需要的是打開一扇向上發展的大門，即使這個大門留給他的機會微乎其微，也願意相信自己就是那條錦鯉。「富人」並不意味著有別墅、名車，而是代表他心中有非常重要的人或事，他不想失去這些。因此做為「富人」，他更需要的是保險，能夠讓他不掉下去，不讓自己或祖輩多年的積累毀於一旦。我雖然是個窮酸醫生，但我認為自己就是「富人」，因為在這個世界上，在我內心最柔軟之處有我最愛的人。

02 醫生為什麼希望病人有保險？

我當醫生有個習慣，就是幫病人省錢。沒有必要的錢該省就省，而最省錢的方式就是手術後早點出院。

當時我所在的北京癌症醫院設立了高端醫療中心，在那裡進行手術，不但手術費貴，每天的床位費也是參考星級酒店的價格，但環境非常整潔，病人家屬能夠二十四小時在身邊陪護，不像一般病房的規矩那麼嚴苛，探視都有固定時間。我在手術前就和病人家屬說明：雖然這裡相對貴一些，但是我會爭取讓你們早點出院，這樣花費能夠盡可能低一些，因為我從他們的穿著和談吐來看，並不是什麼大富大貴的人家。然而意想不到的是，那位家屬笑著說：「謝謝您，王醫生。您不用這麼替我們著想，我們有醫療保險，按天給住院理賠的，連陪護家屬都有一份，不超過十四天都行，您要是能讓我們住滿十四天是最好了。我看了下住院費似乎還沒有保險理賠多，多住一天，我們還能多領一些錢。」

那不是我第一次知道保險這個東西，但確實是我第一次知道保險能這麼夠力。既然沒有錢的問題，那還等什麼，什麼好就用什麼，怎麼效果好、怎麼舒服怎麼來。

那位病人不但順利地做了手術，還在醫院好吃好喝地住了二週，才依依不捨地離開醫院。護理師和醫生也很喜歡他們，因為他們不像有些病人連換藥時用的紗布都要去查帳，看是不是多計算了一塊。

醫生當然希望自己的病人有保險，做為腫瘤科醫生真正感到絕望的，不是一般人想像的那樣每天面對病情淒慘的病人，而是明明知道有一種治療可以對病人有幫助，卻無法選擇這個療法。

我在一般外科輪調時，曾遇到急診室收治了一位車禍外傷的病人，小腸被戳爛了，醫生花了整整一個通宵才把壞死的小腸切掉，把十幾段小腸一段一段接在一起，最終成功把病人從死亡的懸崖邊硬生生地扯了回來。這個病人在手術結束後就送到了重症監護室，我每天給這位病人換藥，眼看著病人一天天地好起來了。可是某天早晨，我剛進辦公室，就看到主治醫生和病人家屬談病情，主治醫生非常激動，一直拍桌子喊著：「那我們之前的努力不都白費了！」但那位女性家屬卻一直低頭抹淚。

一打聽才知道今天早上病人家屬來和主治醫生說：「我們不治了。」簡簡單單的一句話，道出了多少不為人知的心酸和絕望。我們很難問出「你們為什麼不治了」、「為什麼不去借點錢」、「為什麼不找地方紅十字會救助」。只要和那位女性家屬接觸過就會知道，她一開始時是多希望我們把她的丈夫救回來，得知轉危為安時，她的眼淚噴湧而出。無論什麼時候找家屬，她永遠都在。她似乎不用睡覺，也不用吃飯，幾乎二十四小時守在監護室的大門外。這樣的狀態下，十五天後，她卻艱難地說出了「放棄」兩個字。

做醫生最痛苦的莫過於此，那位主治醫生想給他發起各種「××籌」的募捐活動，但都被她拒絕了。她說能賣的都賣了，能借的都借了，她一輩子也還不上這麼多錢，都是命。她唯一的希望是把丈夫運回老家，這大概是她內心唯一的倔強。

如果這個男人有一天突發奇想，買的不是一條菸，而是一個最便宜的醫療險，也許就意味著他的妻子完全不用再擔心治療的花費，只管治他「山窮水盡疑無路」，必出個「柳暗花明又一村」！

03 癌症病人的家屬更應該配置保險

假設你已經讀到了這裡，應該大致了解這個作者是個怎樣的傢伙。雖然有時有些小壞，又經常不正經，但我一定不是個壞人。在這樣的「人設」下，我與你之間沒有任何利益關係，你買的保險所產生的傭金，我一分錢不會得到，基於以上，我有理由懷疑你即將被我打動。

正因是癌症病人家屬，才更需要配置保險，這包含了兩層意思。

第一層意思很容易理解，癌症病人家屬從遺傳角度，甚至從生活方式角度，都比沒有家族史病人有更高的癌症發病率。更重要的不是發病率，而是早發癌症率。也就是說，假設家人在六十歲發現乳腺癌，那麼你四十歲時發現的乳腺結節，就應該給予充分的重視了。

第二層意思是，做為癌症病人的家屬，走了這一圈下來，應該對癌症治療的花費再了解不過了。我的家人中也有癌症病人。治療的花費是一大筆，你在前文中已經知道了。也許你已經開始後悔為什麼爸媽早年間沒有買過保險，然後下定決心給自己盡快配上保障了。但是先別著急，我要告訴你還有一大筆不包含在治療花費之內的，叫做「隱形花費」。

可以說，我們全家上下都沒有坐過頭等艙、住過大飯店，但一旦有家人生病，我們全「享受」過了。在疾病面前，你會認為凡事都要找最快的路徑，這時根本不會像平時買菜一樣費勁地討價還價，而是有一股腦熱的衝動，只想讓病人盡快恢復健康。錢，當然可以以後再賺。這時誰要是出來說省點錢吧，那做為兒女也著實是不孝。

「隱形花費」中有兩樣東西叫做「補品」和「禮品」。

所謂補品是華人特色，它有幾個特點：

第一，沒有用。

第二，非常貴。

第三，還必須得買。

為什麼呢？別的病人家屬都買了，你不買，病人心裡可能犯嘀咕，是不是別人家的兒女更盡心吶？還好我家的病人對我非常信賴，她一點補品沒吃過，術後恢復狀況還是很棒的。

還有個是「禮品」。

你不買可不代表別人不買，人家來看望病人，總不能兩手空空。那怎麼辦呢？買點補品。買來放著，你不一定會吃，但也沒地方送。最重要的是，人家送了禮，你日後總得還禮。

在此呼籲各位讀者朋友，探望病人別買補品，不如買個果籃簡單。如果是至親，拎點當季的新鮮水果，肯定比注重外觀漂亮的果籃水果好吃多了。

04 幾個保險硬知識，醫生講給你聽

很多人一買保險就頭大，一會兒意外險，一會兒重大傷病險，一會兒又醫療險。網路上常看到每月幾百元就能買個保險，但也有人花好幾萬買保險，是不是被騙了？其實，保險是一種金融工具，工具之間是沒辦法直接比較好壞的，就好像你吃麵會用筷子和叉子而不會只用勺子，但你不能說勺子就是個壞工具。

只有知道每樣工具設計出來的目的是什麼，才能根據你的具體情況來靈活地選擇配置哪些，配置多少。疾病的發生就是一個概率事件，很難知道你所配置的是不是一定能最大程度地返還回來，因為你無法預測自己會不會很快發生重大疾病，也無法預測發生怎樣的重大疾病會花費多少。但是你能做的是在家庭現有的經濟結構中，選擇一種最巧妙的做法，既適合家庭的收支平衡，也能最大限度覆蓋最害怕的風險。

我就從醫生的角度講一下，這些常見的健康險種都是幹什麼用的，到底有什麼價值。

重大傷病險：拿自己的健康做賭注的投資

在我看來，保險就是拿自己的健康做為籌碼和保險公司進行的一項「對賭」協議，本質上還是

個金融產品，只不過這個金融產品的回報率是超過基金理財，還是低於基金理財，完全取決於理賠的早晚。你剛買了保險，明年就得了重病拿到理賠，那自然很賺，只花一萬，拿了五十萬；但如果你九十歲才因重病拿到理賠，相當於「虧了」很多，因為五十萬在銀行裡放幾十年遠不止五十萬。所以它只是一項金融工具而已，我們最需要靠它解決的，其實是在青年、中年時因發生重疾而帶來的家庭財務危機。

因此，除了需要覆蓋看病所需的花費（自費部分）之外，重大傷病險最大的價值是提供一筆靈活的重疾「補償」。也就是一百個購買保險的人裡，也許九十九個人虧了錢但保有健康，有一個人丟了健康但拿到了理賠。

這筆理賠對於一般家庭來說，可以說用途甚廣。你也許背負著每個月幾萬的房貸和日常開銷，有五十萬的儲備基金可以避免在各種事情上捉襟見肘。

有些人認為，我家也不是沒有五十萬，等生病了拿出五十萬就是。事實上，不缺錢的人反而更習慣配置高額度的保險來讓自己在疾病面前沒有損失，因為平時的保險費支出占自己財產的一小部分，一旦發生重大疾病，就會獲得非常可觀的財產回報。這大概是有錢人會更有錢的邏輯所在。

很多人認為，重大傷病險就是陷阱多，花這麼多錢買保險，最後就理賠那麼一點點，這一觀念在長輩中尤為嚴重。比如我爸爸聽說我為保險公司講課，曾委婉地表達了自己對保險的不滿。其實我能夠理解，二十年前，保險的確不是名聲很好的行業，因為隨著經濟的發展，保單的價值增長遠遠落後於理財、股票、房產等收益，導致當時花了很多錢買的保險，最後收益少得可憐。

但是，買保險大概率是在我們最年富力強時，如果這個階段發生重大疾病該怎麼辦？只要配足了重大傷病險，就可以防止家庭經濟瞬間垮掉。

你需要花多少錢買重大傷病險？

我尊重專業的保險代理人，但當很多代理人向我洗腦需要拿出總收入的多少去配置保險時，我的內心是抗拒的。甚至很多代理人朋友的社群平臺上，總是能看到「某某買了高額的保險，因甲狀腺癌理賠了幾百萬」的「勵志」故事，更讓我對這種最大限度配置健康保險的代理人產生了不好的印象。

我有個好朋友，家庭月入三萬，背著每個月二萬的房貸，還給自己配了年繳三萬的保險，她的代理人告訴她：重大傷病險要占收入的一五%～二〇%，那麼算下來應該是五萬塊，她「只」配了三萬多。

但你到底需不需要這麼大的保額？或者換句話說，從醫生的視角來看，你到底需要多大的重大傷病險額度才夠？

我們就以癌症為例（確實是花費最高的部分），和你算算得一場重大疾病能花多少錢。其實癌症裡也分好癌和壞癌。

好癌裡諸如甲狀腺癌、腎癌等，花費並不多，幾千幾萬塊錢進行個手術，切除之後生存期很長，甲狀腺癌基本是九五%以上的治癒率，很少會復發。所以行內有「一把一利索」的說法，也就是幹一票，終身和醫生不會再相遇。

但是壞癌就不一定了，現在的淋巴瘤、白血病、滑膜肉瘤、肺癌等疾病的花費還是非常高的。花費高的原因是隨著科技的進步，針對這些疾病出了很多新藥，新藥的價格通常不菲，最貴的例如標靶藥、免疫治療、骨髓移植，都有可能讓一個家庭破產。

除了好癌和壞癌的分別之外，影響花費最大的因素是分期。

我們舉個不是很恰當的例子，分期就好像在堤壩只有一點裂縫時補，只需要請個潛水隊弄點水泥加固就好了，但一旦破了個大洞導致堤壩決堤，非但補不好洞，還得花一大筆錢去疏散下游的民眾。

治癌也是同理。我們以肺癌為例，肺癌分為一、二、三、四期，最早的一期只需要手術就可以治癒，大概要五萬塊（約二十幾萬臺幣），有八五%的治癒率；而二期就需要手術＋化療，也許是五萬＋五萬，獲得五〇%的治癒率；三期就需要手術＋化療＋放療，那就是五萬＋五萬＋五萬，這時只能獲得二五%的治癒率了；但到了四期，你可能需要放療＋化療＋標靶治療＋免疫治療……也就是五萬＋五萬＋十萬＋十萬……，卻只能獲得五％不到的治癒率。愈是晚期的癌症，治療的性價比愈低，但大部人還是想試一試，這就是大多數家庭因癌症出現「人財兩空」最普遍的場景。

再告訴你一個可怕的真相，中國八五％的癌症病人一旦發現疾病，通常都是三和四期，也就是超過一半以上的人會面臨相似的情況——治療費用平均二十萬～五十萬（約九十萬～二百二十五萬臺幣），而且沒有上限，但是一百萬（約四百五十萬臺幣）以上的花費仍屬於極少數人群的例子。所以，建議你的保額超過五十萬，但沒必要達到八十萬～一百萬，這不是嚴格精準的計算結論，是我基於目前的癌症治療給出的「必要」額度。

如果購買的保額是八十萬（約三百六十萬臺幣），那麼我來解釋一下這八十萬的保額用來幹什麼。如果你有健保，同時有重大傷病險，那麼八十萬就是收入補償，你在二年康復期內可能無法從事過於繁重的工作，因此相當於獲得了一份年薪四十萬（約一百八十萬臺幣）的工作。即使你沒有附加醫療險，扣掉自費的三十萬，也能剩下大約五十萬，這筆錢能讓你安然生活一年，甚至可以正常地還貸款，不會因疾病而貿然賣房。如果購買的是五十萬的保額，再配上一份商業的醫療險，依然有可能獲得非常體面的「癌後結局」。所以對於家庭來說，我個人認為保險的存在仍然是必須的。你沒有必要買過高的保額，但擁有五十萬～八十萬額度的重大傷病險，仍是每個中年人的必需品。

此外，可能有些人會腦子一熱買下非常高額的保險，我勸這些朋友盡可能冷靜一下。你現在的收入可能比較高，但是一場疫情讓很多人明白，不是什麼工作都能順利做到退休的，你有可能今天是企業主管，明天就下海務農了。年輕時，凡事給自己留一點餘地，不要把長期的重大傷病險做得很滿，讓自己每年都吃力地繳費，那樣就失去了合理配置保險的意義。

醫療險

醫療險更簡單，相比於重大傷病險的「得病給一筆錢」而言，是一種更加經濟實惠的保險類型，它解決的問題是「自費花多少就報銷多少」，可以理解為一種補充醫療。

這個價值就更大了，對於一個三十歲年輕人來說，他可以每年用三百元（約一千五百臺幣）的保費撬動一個一百萬（約四百五十萬臺幣）的槓桿。理賠上限是一百萬還是二百萬都沒有關係，因為大概率一個疾病也花不了這麼多錢。

買了重大傷病險還必須買醫療險的原因在於，重大傷病險的錢是用來補償收入和損失的，拿它來看病就太虧了。如果我們不幸得了白血病要做骨髓移植，無論花六十萬、八十萬還是一百萬，都有醫療險幫我們全額報銷，然後用重大傷病險的補償去生活，那才是最完美的保障狀態。

醫療險的保費呈碗狀，也就是兩邊高中間低。小孩子和老人的醫療險保費高，因為他們發生疾病的頻率高，花費高，而年輕人得病的概率低。所以醫療險的保費槓桿是最大的。如果你認為自己目前的經濟狀態不足以支撐重大傷病險，那一定要先購買醫療險。

看到很多水滴籌（中國的醫療資金眾籌平臺）的病人不禁感慨，如果當時花三百元買個醫療險，還需要靠同情嗎？我是個相對高傲的人，如果我得病，希望能和醫生說「我有錢」，而不是和全世界說「救救我」，因為我不一定有機會償還這些恩情。

壽險

壽險可細分為定期壽險和終身壽險，我購買的是定期壽險，這種壽險是說，假設在五十歲或六十歲以前，不管什麼原因掛掉，你的受益人會得到這筆錢；超過這個歲數，壽險就相當於花錢買了個放心。換句話說，壽險是唯一一個，你花了錢卻無論如何自己都拿不到錢的項目，那為什麼還要買呢？

我個人買壽險的主要原因之一是那段時間家庭的負債變多了。幾百萬房貸放在一位年輕醫生的一生來看，每年承擔的不算多，但如果我突然告別這個世界，我的老婆和孩子就要面對這筆巨大的債務。對他們來說，也許積蓄能夠負擔一小段時間，但是之後該怎麼辦呢？有了這份壽險也許不一定能覆蓋全部的債務，但能幫上大忙。

年輕人突然掛掉，雖然概率很低，但還是有可能。每年都有大量的新聞報導了年輕人的猝死，醫生、工程師、作家都是非常高危險的職業，晝夜顛倒的不規律作息，不健康的飲食，高強度、高壓力的工作，睡眠的缺乏，特別是身體不舒服時還被迫堅持工作，都是導致猝死的重要原因。引起猝死的原因，通常是嚴重突發的心律失常或者因疾病狀態下的疲勞導致的心肌炎、心肌梗死等。精神狀態不穩定的情況下，人的自律神經系統（交感和副交感神經）的功能是紊亂的，就好像緊張時容易鬧肚子一樣，心臟受到的影響也許比腸道更嚴重。

我常開玩笑地對老婆說：「如果我突然掛了，那麼你起碼有一百萬，能還三年房貸，這三年足夠你再給孩子找個後爸，或者是換份收入更高的工作，或是家裡一起想辦法，總不至於到時候逼得把房賣掉。」

從當代人的平均壽命來看，在五十歲或六十歲以前死亡的概率其實非常低，但是得重疾的概率是很高的。這導致定期壽險的保費要比重大傷病險低很多，如果家庭經濟負債高，可以在配重大傷病險時適當配一些定期壽險，這樣可以用相對較少的錢，把被保險人突然間死亡所帶來的賠償做得更高。

我們來比較兩個保險方案：

一、例如你配備一百萬重大傷病險，需要花費三萬元。

二、但是你配備五十萬重大傷病險＋二百萬定期壽險，也許才花費二萬多元（各家保險公司不同）。

這兩種情況的差別在於，假設這個年輕人不幸在四十歲猝死了，那麼配備B方案的人能夠直接獲得二百五十萬的賠償，這可能暫時解決了家庭的債務危機，這個家庭雖然失去了頂梁柱，但避免了最大的經濟危機，對於家庭整體而言，足以得到經濟上的補償。而從花費上來講，要低於單純配備重大傷病險的組合。

當然，如果完全沒有債務，我個人認為定期壽險可以不配或者少配。

總結一下，定期壽險就是防「英年早逝」險，是我最最需要的，而終身壽險並不在我這位醫生的考慮範圍內，這款產品的意義更多在於傳承。

意外險

意外險是比較複雜的保險類型，它其實和健康無關，是用更少的錢來保障發生率更低的意外，不屬於健康類保險的範疇，所以在此不越俎代庖，還是請諮詢您的保險經紀人。

05 醫療險這麼便宜，為什麼還要買重大傷病險？

朋友小趙最近購置了新房，剛剛有了孩子，一家人過得幸福和樂，但他最近卻有了一些心事。小趙說家裡背著太多貸款，而身邊不乏中年人猝死或重病的例子，所以他想給自己買份保險，萬一有什麼事情，老婆、孩子不至於立刻出現財務崩潰的狀況。

我覺得這是件好事，未雨綢繆，必要的保障型資產配置是應該有的，這也是社會進步的標誌，但小趙說了一些顧慮，居然和醫院有關。

小趙說購買保險時，被保險經紀人詢問了一系列問題，發現了一些不對勁。他身體很健康，平時愛運動，沒生過什麼病，但保險經紀人問他有沒有去醫院看過病時，他自己雖然身體沒什麼大毛病，但醫院卻沒少去。

他偶爾去讓醫生開一些治療胃病的藥，也不是真有胃病，而是應酬要喝酒，所以會準備一些保護胃黏膜的藥物來預防胃黏膜損傷，或者說提高「酒量」，這是他的朋友出的主意。但是醫生為了開這個藥物處方，就隨手寫了個「胃潰瘍」。

保險經紀人說這些疾病都在他的醫療紀錄上留下了非常麻煩的汙點。小趙買保險可能會面臨拒保，也可能會加費或者有條件承保等，這讓小趙覺得很吃虧，明明可以用和別人一樣的身體條件買保險，自己買的卻性價比這麼低。

於是小趙想若不從正規保險公司買，是否可以從網路上買呢？畢竟網路上資格審查不嚴，只要點一堆否認選項就可以通過，而且保費還便宜。這是掩耳盜鈴的做法，網路上的重大傷病險經常是寬進嚴出的，本質上要保證所有參保人的公平，杜絕詐保的可能性。也就是說，現在不審核不代表理賠時不審核，一旦審核時對方檢查過往的病歷，很有可能因各種原因拒絕理賠。保險就是圖個放心，買個定時炸彈並不是最好的選擇。

開藥時，醫生為了開具某個藥物必須寫某種診斷，但正是這些診斷讓很多人的保險購買資格成了大問題。例如：

胃病。不要輕易寫胃潰瘍、息肉、胰腺炎、胃食道逆流這些疾病，如果真因開藥寫了，記得複診時請醫生對目前的狀態進行補充說明，例如症狀明顯緩解，或者疾病已經好轉等。

心臟病。年輕人患心臟病確實會影響承保，建議不要為了報銷用自己的名義去開和這個年齡或性別不相符的藥物。

腫瘤。如果寫了惡性就沒戲了，當然大部分都是不能確定良惡性的類型。例如肺結節、乳腺結節、甲狀腺結節等。這些需要讓醫生客觀評估。如果硬要偽造診斷，除了自己涉嫌惡意詐保之外，醫生還要受到嚴重處罰，所以不要坑你的醫生朋友哦。

如果你發現了一些身體的小問題，還能不能買保險？

答案是，能。

為什麼很多人會覺得保險的陷阱多，買了保險經常因為理賠時拒賠或少賠，讓很多消費者覺得上當受騙。在我看來，很多時候並非全是保險公司的鍋，也有買保險者自己的問題。

買保險時，保險公司不會針對每位客戶都花成本去進行調查，看看你是不是「清白之身」，而是讓你自己如實告知，如果這時選擇隱瞞，明明知道得了某個疾病卻不說，就構成了所謂的詐保行為。

這種行為也許不會影響你購買保險，但理賠時，保險公司會把你在各個醫院和體檢中心的就診和體檢記錄全部翻出來看，如果你當時有個肺結節，而現在要賠肺癌，那對不起，保險公司會拒絕賠付，還可能反過來起訴你的詐保行為。

保險公司的核保部門看似在投保時是個守門員的角色，但它防的是那些詐保行為，因為詐保行為不止傷害了保險公司的利益，也傷害了一起購買保險客戶的公平性。所以，核保部門並不是因為告知了疾病就不讓你買保險，它最大的目的是為了防止惡意的詐保。因此如果選擇刻意隱瞞，會為未來的理賠埋下一顆定時炸彈。

告知之後，保險公司會調查你所說的情況，然後根據所可能產生的風險來綜合評估是拒絕賣保險給你，還是加費賣給你，或者是附加一些額外條件賣給你。也就是說，如果你已經有了肺結節，那麼保險公司就去掉肺結節的理賠，就是如果你得了肺癌就不賠，但是其他的疾病它會賠，其實相對合理。

更重要的一點是，你與保險公司的交涉更像是一次法律談判。如何充分合理地表明你雖然有某個小問題，但這個問題風險極低，並不會出問題，此時是體現你的保險經紀人專業素養的時刻。他如何在法律允許的範圍內，最大程度地為你爭取利益，是他的本領。所以我一直認為，保險經紀人是短期內不能完全被網路取代的存在，他不只是個保險業務，更應該是個優質的法律顧問。

我的朋友在B超發現腹膜後有個淋巴結腫大，從保險的核保來看，這是個巨大的雷，他投保了很多家保險公司都沒能成功。但是後來發現，其實是他的表述存在問題。我給他建議：下次再投保時，把這個淋巴結幾年的報告都提交上去，下次找醫生做診斷時，盡量不寫「良惡性待查」的字樣，而是讓醫生盡可能根據經驗給個大致的判斷。從醫生角度來看，如果三年都沒變化，那麼是惡性腫瘤（淋巴瘤、轉移癌）的概率就不大了，所以寫個「考慮良性」是合理的。

他去找了醫生，那個年輕醫生比較厚道，確實為他做了個很好的背書。再加上他連續幾年的B超和MRI檢測都沒有提示這個淋巴結有任何增長的跡象。因此把厚厚一疊文件拍照發給保險公司之後，保險公司最終給了加費承保的決定。更可喜的是，他買了保險後，過了二年，又向保險公司提交撤銷加費的申請，因為這二年內，淋巴結仍然絲毫不動，從醫學角度來看，五年不變的淋巴結是惡性的概率就更低了，保險公司經過慎重考慮，撤銷了他的加費承保條件。

就是說，你不要怕向保險公司告知實情，而是告知存在技巧。如何能夠做到既誠實，又盡可能降低成本，增加保障，其實需要專業的素養。當國家成為法制健全的社會，我認為法律工作者會有更大的價值。合格的保險經紀人不應只是做到「賣」保險的商人，更應該做好法律顧問的角色，來幫助他所服務的客戶。

第四章

護理篇

悉心照顧與善終關懷

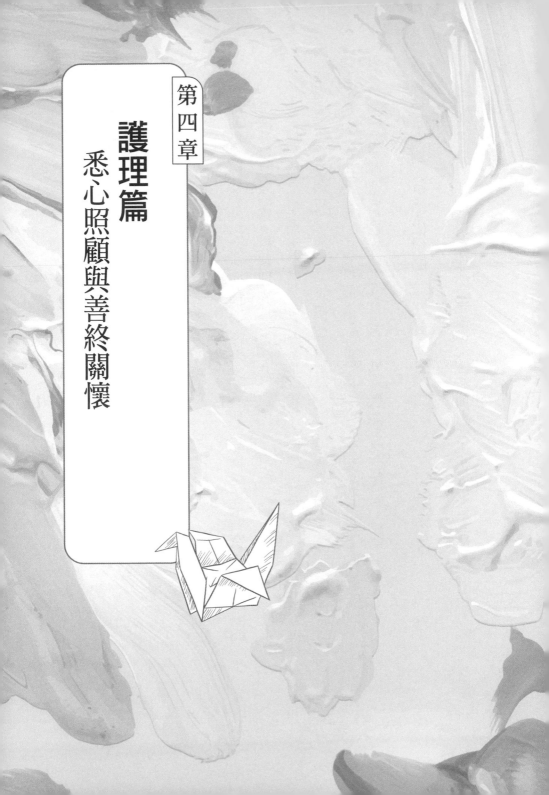

第一節 也許他眞的痛苦，而你並非無能爲力

面對死亡是件痛苦的事情，而罹癌之後逐步走向死亡的道路上荊棘密布，病人只能一步一腳印而行，身邊甚至沒有同路人能夠攙扶。

很多家屬覺得病人怎麼這麼嬌氣？動不動就說難受，但是仔細問，卻又說不出確定難受的部位。每天看著病人那麼痛苦又無能為力，做為看護者的家屬慢慢會變得煩躁，產生出本能的憤怒。這種憤怒的情緒如果不適當地消化和排解，可能會把憤怒的槍口指向病人、醫生，甚至是自己。

做為病人家屬的你，也許從來沒有想過，最能夠幫助病人的那個人就是你。

01 癌症末期病人可能出現哪些痛苦？

我們先來回答一個問題：癌症病人都會很痛苦地走嗎？相信很多人都有自己的答案。如果親人

中有人因癌症離世，可能會留下很大的心理陰影，覺得這是一種十分可怕的疾病。

其實，所有疾病的終末期都是相似的場景——呼吸衰竭、心力衰竭，這並不是癌症直接導致的。癌症末期的痛苦一般表現在幾個方面。

癌性疼痛

胃腸道內的轉移和肺轉移通常都不會造成疼痛，但如果轉移侵犯了腹膜或胸膜的神經，特別是出現骨轉移，這時會出現非常嚴重的疼痛，而且愈演愈烈。病人會逐漸感受到難以忍受的、持續的、愈來愈嚴重的疼痛感。

壓迫

例如腦轉移會出現腦組織的壓迫，造成頭部的漲痛感；盆腔巨大的腫物會導致腹痛難忍；很多時候腹腔和胸腔會因低蛋白以及腫瘤刺激導致大量的胸水和腹水，引起嚴重的腹脹，甚至感覺到明顯的呼吸困難。

憋氣

如果出現肺部的大量轉移會因為有效肺單位的減少，出現呼吸困難的症狀，這通常是比較難過的，因為症狀會愈來愈嚴重，甚至在吸氧情況下也會覺得憋氣。

梗阻

當食道的腫瘤或腸道的腫瘤很大時，會阻塞這些體內的管道，讓食物無法進入或讓糞便無法排出，病人會開始出現不能進食、無法排泄的症狀。

這些聽起來確實讓人感覺非常難過，為什麼癌症病人要受這些罪呢？實際上，不是所有的癌症病人都會出現這些症狀，而且每個人出現症狀的程度也不一樣，需要看具體情況來幫助病人緩解這些症狀。

02 如果疼痛是個大問題，說明家屬做得不到位

惡性腫瘤病人身上，疼痛是很常見的，它可能是腫瘤侵犯和刺激引起的。我經常遇到癌症病人跟我說：「醫生，我很疼，但是還能忍受。」言外之意，他的疼痛是靠自己熬過來的。

我不推薦這種做法，如果疼痛得不到及時處理會發展為慢性疼痛，控制起來更加困難。嚴重的疼痛不僅會影響飲食、睡眠，還會使人的情緒長期處於壓抑狀態，甚至有病人因為疼痛而自殺。如果你有機會走進癌症醫院，會發現醫院對病人自殺這事嚴防死守，不但所有的窗戶都只能打開一點點，根本鑽不出去，而且樓下還會放置防護網，專門防止自殺發生。

我可以說，如果對病人來說疼痛是個大問題，說明家屬做得太不到位了。

不要讓末期癌症病人忍耐，不要被藥物的副作用以及鎮痛藥的成癮性這種觀點嚇到。緩解癌症末期病人的疼痛方面，醫院在鎮痛上是不會設置上限的。所謂的鎮痛藥物依賴，在病人的疼痛之前是微不足道的，我們要做的就是盡一切可能讓病人保持舒適。

那麼，癌症的止痛藥應該怎麼吃呢？

鎮痛藥在臨床上分為三個等級，從弱到強分別是：

一、非類固醇抗發炎藥（non-steroidal anti-inflammatory drugs, NSAIDs），如布洛芬（Ibuprofen）、阿斯匹靈（Aspirin）等。一般用於輕度的疼痛，如月經疼痛、拔牙後疼痛、感冒頭痛等。

二、弱效嗎啡制劑，如羥考酮（Oxycodone）等。一般用於輕度的癌性疼痛，它們相對嗎啡來說副作用較輕，持續鎮痛的時間較長，能夠長期服用，是癌症病人的首選鎮痛藥物。

三、嗎啡制劑，如鹽酸嗎啡注射液、硫酸嗎啡錠等。這類藥物的鎮痛效果非常強，但副作用也明顯，一些病人會出現比較嚴重的便祕，需要口服排便藥物來促進排便。對於末期惡液質期的病人也要小心藥物過量所引起的呼吸抑制。

此外，還有一種吩坦尼（Fentanyl）的透皮貼劑可以貼在皮膚上，透過皮膚來吸收，藥效可維持三天。持續疼痛導致難以入睡的病人可以考慮從小劑量開始試用，如果沒有明顯的噁心、嘔吐、眩暈症狀，可以逐漸加量或更換成較大劑量的劑型。

如果使用醫生所開具的這些常規鎮痛藥仍然無法有效地止住疼痛，家屬就該考慮帶病人去看醫院的鎮痛門診。這個門診在各家醫院的名稱不太一樣，有的叫止痛門診，有的叫疼痛門診，有的叫緩和門診。只需向預診臺的護理師表達要調整止痛藥的需求，一般都能找到合適的門診科別。

03 壓迫和梗阻由醫生解決，你需要做好配合

癌症末期的另一個特點是造成壓迫和梗阻，也就是腫瘤或者轉移灶不斷增大，擠壓了正常的結構。如果出現腫瘤壓迫，可以諮詢醫生是否有必要做減瘤手術。癌症末期切除腫瘤之後病人不會治癒，但能緩解幾個月甚至半年的症狀。但是減瘤手術是否必要，切和不切到底哪個更划算，是需要家屬和醫生商定的，並不是每一種腫瘤都適合減瘤。

另外是胸水和腹水，很多病人家屬都知道胸腹積液是愈抽愈多的，所以會說千萬不要抽。腫瘤刺激胸膜、腹膜，導致胸膜、腹膜的血供增強，因此產生了胸水和腹水。如果沒有節制地抽排胸水和腹水，這些富含蛋白質的水排出之後，確實會導致血漿蛋白進一步減低，於是向體腔內滲出的液體會繼續增多，出現惡性循環。但是，大量的胸水產生會擠壓肺組織，出現嚴重的肺不張，導致憋氣的症狀。如果腹水很多，人的肚皮會鼓成皮球狀，脹痛難忍。一味地忍耐對於病人而言也是非常痛苦的事情。如果病人的症狀十分嚴重，還是要到醫院去看看，適當幫病人抽出一些積液，會讓他

們立刻舒服很多。

04 長期缺氧讓人煩躁，需要家屬幫助解決

如果人處於長期缺氧的狀態會出現煩躁、憤怒的情緒，有可能是因缺氧造成的高二氧化碳血症對大腦的刺激引起。很多家屬忽略了這些症狀上的問題，總是從心理方面去疏導病人，以為病人只是單純的心情不好，實際上並沒有解決根本問題。

出現肺轉移的病人可以考慮在家中配備一臺吸氧設備，病人呼吸實在難受時吸一吸，就無須頻繁往返醫院了。陰雨天氣壓低，憋氣會加重，也可以提前準備好氧氣罐。家裡可以準備小型的血氧測量儀，如果血氧低於九〇%，或者病人憋氣持續加重到夜間無法入睡或經常憋醒的狀態，風險還是比較高，建議到醫院就診，不建議在家裡硬扛。

如果病人一直以來的憋氣症狀都不明顯，但是近兩三天有了明顯的加重，建議去醫院檢查一下。一方面要考慮是否是腫瘤快速增長，另一方面要懷疑是否發生了腫瘤阻塞氣道或產生了肺部炎症等，加重了肺功能的損害。

阻塞氣道的腫瘤和雙肺轉移所造成的憋氣不同，大氣道的腫瘤可能會出現大出血，病人會因出血造成的嗆咳而出現生命危險，但大氣道腫瘤有可能透過氣道的內鏡手術立刻得到緩解。

癌症病人的治療過程中，經常面臨抉擇：這件事到底要不要做？

我教大家一個公式如下：

獲益－風險－成本＞0

也就是說，如果一件事情的獲益足夠大，大過了風險和成本，能讓病人延長生命或減輕痛苦，那麼這件事就是值得考慮的；但如果風險過高，成本過大，則不值得考慮：它們的平衡很關鍵。做任何抉擇時，最好都先和醫生商量。

舉個例子。王伯伯有晚期食道癌，現在腫瘤又長大了，導致吃不下飯。醫生判斷病人的生存期還有半年以上，如果做手術放置支架能解除梗阻的問題，手術需要花費兩、三萬元（約十萬臺幣左右）。王伯伯一家的選擇是——做。病人如果能夠改善飲食，還能夠獲得半年以上的生存時間，而且生活品質更高，不需要每天輸液，同時手術的風險極低，並不是非常大的手術，成本上也可控，綜合來說，是值得做的。

我們換個假設，王伯伯問醫生能不能做個食道癌切除手術。我們再來重新評估：首先，對於癌症晚期病人來說，做食道癌切除手術基本沒有獲益——生活品質沒有提升，生存時間也不延長；其次，也許要花費十萬～十五萬元（約四十五萬～六十七萬臺幣），而且食道癌手術的風險對於晚期病人來說是極大的，術後出現嚴重併發症的概率很高。這樣評估下來，這個手術自然不值得做。

你看，雖然很難明確獲益、風險和成本的具體數值，但只要頭腦中時刻有這樣一個判斷公式，不單純被獲益拽著鼻子走，就能判斷出什麼是對病人及家庭更好的選擇。

第二節 爲他有效地補充營養是一門技術活

民以食為天，吃是生活中最重要的組成部分。但是對於病人來說，究竟怎麼吃才是最科學的？到底有沒有什麼禁忌？

我寫過一本《癌症病人怎麼吃》，不但評價不錯，而且高寶文化出版了繁體中文版在臺灣和東南亞一帶發行。可能有讀者會疑惑：外科醫生為什麼要寫營養學的內容？

因為我始終覺得每位病人都是活生生的人，他們需要生活，而不僅是活著。我們看到的不只是綠色的手術單蓋住之後露出的那個小小切口，而是單子下面那個有求生欲、有家庭、有愛、有故事的人。

所以我們來談怎麼吃。

01 生了病三分治七分養，術後飲食怎麼吃？

俗話說得好：得了病是三分治、七分養。而這七分裡面，有一大部分是關於手術後「怎麼吃」的問題。

我曾遇到一位老年男性病人，術後恢復不太順利，因營養不良而出現嚴重的肺部感染。這位病人的手術非常順利，已經可以吃飯了，每次年輕醫生過去查房時都會問問病人和家屬：「吃得怎麼樣？」家屬都回答：「吃得挺好的。」這年輕醫生沒有經驗，少問了一句話：「吃的是什麼啊？」

後來經過仔細詢問和調查，發現病人術後確實吃得「挺好」的：每天喝幾十根蟲草煮的雞湯，早晚各吃兩口燕窩，其他時間就喝一些自己家熬的中藥湯，偶爾還吃點坊間買來的昂貴藥草，說是家裡親戚介紹的偏方。知道情況後真把我氣得夠嗆，然後又被病人的一句話逗得哭笑不得。病人說：「醫生啊，我每天都吃不飽，可是也不敢再提啥要求了，畢竟兒子買這些東西花了好多錢，不吃不也糟蹋了嘛？」

大家能看出這位病人的飲食存在什麼問題嗎？

我生氣不是因為他「補」得過了，而是他的飲食結構出現了重大錯誤，吃了這麼些亂七八糟的東西，唯獨沒有吃的就是主食。我對病人說：「您這是養病呢？還是修仙呢？靠吃丹藥這病能好得了嗎？」

我下了一道醫囑，讓那個滿臉寫著愧疚的兒子嚴格執行：那些補品都不要吃了，每天先吃白米飯，搭配點肉片和蔬菜，喝兩口粥，吃兩顆雞蛋。兒子聽了之後有些疑惑，小聲問：「醫生，這樣營養夠嗎？」我還沒來得及回答，他爸就吼他了：「你是信醫生還是信那些網路上亂七八糟的！」

按照我的要求吃，不到一週，病人的營養狀態很快提升上來了。不是我用了什麼昂貴的靈丹妙藥，病人吃的就是醫院食堂的營養餐，但一星期體重就增加了一公斤多，比較有充分的免疫功能來應對感染了。

隨著網路的普及，病人愈來愈不好管理了。你和他說一件事情，他有十句網上的傳言等著你闢謠。有時，真不知網路上那些非醫療工作者寫的文章，到底是救人的，還是害人的。因為病人根本沒有能力去分辨，哪個是良心的科普，哪個是害人的謠言。比如說這個術後的營養，要分為幾個階段來處理。

術後一～四天屬於第一階段，這個時期病人最虛弱，主要靠醫生來處理營養恢復的問題。術後四～七天，病人的消化功能逐漸恢復，開始遵醫囑進行簡單的飲食，攝入營養。術後七天以後，如果手術的恢復一切順利，就可以逐步恢復正常飲食了，但這個飲食也有許多需要額外注意的地方。

如果病人做的是消化道手術，比如胃部手術、食道手術、腸道手術等，那麼注意飲食的恢復要遵循以下幾個階段：飲水—清流食—流食—半流食—逐步正常飲食。如果是肺部手術、甲狀腺手術、骨科手術、攝護腺手術等不經過消化道的手術，那麼直接從流食開始恢復就可以了。我們一步一步說：

飲水

醫生說「可以少量喝水」，說明病人的消化道已經基本恢復，但還不一定完全康復，需要用水來進行一些檢驗。如果消化道對接得不好，飲水之後，病人會出現一定的體溫波動，引流管也可能變得渾濁。

所以病人剛開始喝水時，一次二十～三十毫升即可。如果胃腸道沒有不舒服，可以慢慢過渡到小口喝，每次喝一百毫升，每天五～六次或遵醫囑飲水量。另外，如果每天都有輸液，並不需要病人大口喝水。

清流食

所謂清流食，是指限制比較嚴格的流質膳食，比一般全流質膳食更清淡。它要求不用牛奶、豆漿及一切易導致脹氣的食品。每餐的數量不宜過多，所供給營養非常低，能量及其他營養素均不足，只能在短期內應用，長期應用將導致營養缺乏。

醫生說「可以喝一些清流食」，說明病人的胃腸道已經基本恢復了，可以重新進食來逐漸適應被人工改造過的胃腸了，所以清流食的作用很關鍵。清流食不含渣滓，不產生大便，對病人腸道傷口不會造成不良影響。

這裡講個小故事。我們有位病人做的是腸道手術，手術做得很好，術後恢復也很順利。但是病人在本該喝粥時嘴饞吃了個鴨骨架，而且就那麼巧，鴨骨頭被生吞了下去，直接劃破了腸道的縫合口。病人開始持續地發高燒，只好又重新開了他的肚子，在劃破的地方旁邊放了引流管，又過了兩週的時間，病人的腸道傷口才重新長好。

術後恢復的階段，醫生只能從病人的體溫、化驗、引流等情況，結合醫療經驗來判斷腸道的縫合口是不是長好了，最開始還是要用最安全的食物來試一試。這麼做無論是醫生還是病人，都更放心一些。

吃飯不要著急，營養完全可以從輸液來補充，所以剛開始一定要多留意病人的飲食，不能因為他是個病人，就全都順著他的要求。不懂的地方還是多問問醫生。

流食

流食是指食物呈液體狀態或在口腔內能溶化為液體，比半流食更易於吞嚥和消化。通常的流食有以下幾種：

- 各種稠米湯、稀麥片湯、杏仁茶。

- 各種清肉湯、清雞湯、魚湯、西紅柿汁、藕汁、菜汁等。
- 蛋花湯。
- 紅豆湯、綠豆湯。

半流食

半流質飲食介於軟食與流食之間，通常比較稀、爛、軟，易消化、易咀嚼、含粗纖維少、無強烈刺激，呈半流質狀態。比如：

- 各種粥類（白米、豆沙、棗泥），各種軟麵食（麵條、麵片、餛飩、發糕等）。
- 含少量爛肉絲的雞湯、魚湯等。
- 雞蛋羹、水煮蛋。
- 豆腐、豆花等。

軟食

其實就是普通食物了，但以好消化、較軟一些的飯為主。沒錯，就是要再吃幾天「軟飯」。這時，病人通常已經回家了。建議病人和家人一起吃飯，這樣不但能促進病人的食欲，也可以讓病人感受到家庭的溫暖，體會家人的愛，更能減輕病人對癌症的恐懼。在食物的處理上，建議家人能遷就一下病人的口味，菜品以清淡、軟爛為主。肉類蒸燉的時間要稍長一些，便於咀嚼和消化。

另外，不宜過多進食不可溶性纖維食物，以可溶性纖維食物為主。各類肉、蛋、乳製品，各種油品、海鮮、軟飲料都不含纖維素或含量極低；各種嬰幼兒食品的纖維素含量也比較低。

02 明天要上手術臺，今天怎麼吃才合適？

有天晚上，我很晚了才下手術，肚子餓得咕咕叫，回到住院病房區準備換衣服回去吃口麵條就睡了。可從手術室走到病房區，就聞到某間病房裡有一股誘人的肉味，我以為是哪個小醫生或小護理師偷偷吃零食，結果發現是一位老爺爺抱著大豬腳啃得正香。

老爺爺看見我有點尷尬，手上、嘴上全是油，也不好意思和我握手，到處找餐巾紙。我一看這不是明天早上第一臺手術的那位老爺爺嗎？「您明天早上手術，晚上十一點了還大吃大喝啊？」我有些哭笑不得地「呵斥」著他。他也怪不好意思的，這時他女兒從旁邊溫柔地「補刀」說：「醫生啊，我爸這不是膽子小嘛，說是明天要做手術快嚇死了，非說要好好吃一頓，吃飽了好上路……」

「我說爺爺啊，手術是很安全的，您著急走我還不讓您走呢！這是做手術，又不是上刑場！等您好了，我們社會還需要您繼續貢獻呢。您明天早上第一臺手術，晚上十點之後就不能飲食了，您不但吃，還吃這麼油膩？別吃了，給……給你女兒吃吧！」

手術前的飲食注意

手術前一天一定要注意清淡飲食，以好消化的流食或半流食為主。

手術中因為麻醉作用，人體的腸道會處於暫時「休眠」的狀態，手術完兩、三天之後才會慢慢重新啟動，這幾天會出現不排氣、不排便的現象，所以醫生希望腸道裡盡可能地乾淨一些，少一些「存貨」，否則人體會因排便不暢出現腹脹、腹痛的症狀。

病人因過於緊張而不吃飯也是萬萬不可，這樣有可能導致在手術當天出現低血糖等症狀，更加影響手術的成功進行。因此在飲食總量上以吃七分飽為宜。可以吃一些八寶粥、小米粥、清湯麵等，如果病人胃口不好，或者緊張焦慮，可以混入少量剁得比較碎的海參、雞肉來提味。

案例中的老爺爺做得最不正確的一點，就是吃得太晚了。我們為什麼要求病人手術前一晚過十點之後就不能飲食呢？主要是麻醉的需要。

術前禁食與麻醉相關

麻醉是安全係數很高的技術，能讓病人在手術中沒有任何痛苦，睡一覺手術就完成了。但是麻醉也存在著風險。麻醉非常像飛機起飛的過程——在飛行途中沒有太多問題，但是起飛和降落的過程卻危機四伏。

在病人入睡和甦醒時，都會出現意識和行動不協調的狀態。簡單地說，就是要麼意識醒了，但是肌肉還沒有力量；要麼肌肉開始隨意活動了，但是意識還不能夠控制肌肉。無論出現哪一種，都可能帶來麻煩。最可怕的事情是病人開始出現嘔吐反應，但是又不會關閉聲門（氣道的入口），這時食物就會從食道被吐出來，然後立馬從隔壁的聲門進入氣道裡。正常人如果碰到氣管嗆進了東西會怎麼做？會咳嗽，但是麻醉的人不會咳嗽，所以食物以及強酸的胃液就積存在肺裡，造成氣管和肺泡嚴重的腐蝕，導致嚴重的肺部炎症和肺部感染，這是很要命的。

因此，我們希望病人手術前禁食，就是擔心食物反流，畢竟胃裡沒有食物，就吐不出東西，那麼手術的「起飛」和「降落」都會安全得多。

術前嚴禁喝酒，並且不要進補

手術當天最好不要吃任何補品，就算要吃，等手術後再蜻蜓點水地吃就好，手術前最不缺的就是這些成分不明確的產品。此外，很多中藥對肝、腎的負擔很大，因此，在手術前服用中藥，可能會影響麻醉藥物的代謝。這和手術前不讓病人喝酒是一樣的道理。

我曾遇到在做手術的過程中，本來已麻醉的病人總是對疼痛反應很敏感，刀一劃就動一下。小麻醉師很緊張地說：「老師，真是抱歉，我馬上給藥。奇怪，明明藥已經給得很足了。」我問了旁邊的醫生：「這個人是不是天天喝酒？」醫生肯定地點了點頭。

長期喝酒的人肝臟代謝麻醉藥物的能力非常強，藥物剛進去很快就被代謝乾淨了，也就是說麻醉藥物對這類病人的作用會弱一些。中藥則是有可能搶占肝臟的代謝能力，讓肝臟只有一部分去代謝麻醉藥物，這樣會導致麻醉藥物代謝的時間延長，病人在手術結束後本該甦醒時遲遲不醒，或者醒來之後意識和肌肉力量仍恢復不達標。

我不反對大家吃中藥，但手術前還是把對手術可能產生影響的因素先暫時排除，盡量簡單一點吧。

化療吃不下東西怎麼辦？

化療的過程中，無論是因食道梗阻、消化不良導致的腹脹，還是單純由於化療所造成的厭食和嘔吐，都會造成病人進食困難。

在人不想「吃」東西時，往往喜歡用「喝」東西來替代，這時鹹口的清淡食物，或者色澤鮮美的液體食物就成了首選，如掛麵、粥、水果泥等。但是病人家屬有時忙於工作，又沒有大廚的技藝，怎樣才能讓病人在胃口不濟時，也能好好地吃呢？

腸內營養液是個很好的選擇。化療剛結束的兩、三天內是消化道反應最大時，胃黏膜大量脫落壞死，新的胃黏膜還沒有長出來，這時胃黏膜的神經末梢會失去保護，非常敏感，碰到堅硬的食物就會非常「抵觸」，並向大腦發出指令：別吃了。同時，化療藥還會造成人的嘔吐中樞異常興奮，讓人不可控制地嘔吐，進一步造成胃黏膜的損傷。因此這時病人可能很難吃得下蔬菜、牛肉這些需要很用力消化的食物，只能用粥和麵來替代。但是實際上，一勺腸內營養液（如「安素」）的營養物質，也許是吃上幾大碗粥都遠遠比不了的。腸內營養液的口味不完全相同，可以選擇一款病人最喜歡的口味，用病人喜愛的果汁或牛奶沖服即可。

一、吃不下，食物調理機來幫忙

腸內營養液的配比再均衡、能量再大、營養素成分再全面，也不能完全替代食物。在化療嘔吐反應最嚴重的兩、三天可以用腸內營養液來替代，但不是說在化療期間可以把營養液當飯吃。更何況，營養液的味道哪裡有飯菜香啊。

病人吃不下硬物時，家屬可以用食物調理機把食物打成糜狀，這樣喝下去，既可以做為加餐，也可以人為地幫助病人減少胃部的壓力。

二、有什麼提高食欲的神藥嗎？

①飲食習慣不宜改動過大

絕大多數的病人在手術後會出現飲食習慣的巨大改變，不但要清淡，還要戒菸、戒酒、戒辛辣，導致很多病人因原本重口的飲食轉變成了「佛系餐飲」，變得不愛吃飯。如果病人明確反映是這個原因吃不下，家屬可以不要把標準卡得那麼嚴格。

②開胃食物

病人沒胃口時，可以適當用一些他比較喜愛的食物來開胃，例如帶酸味的食物。

美國癌症中心非常細心地注意到味覺改變的問題，有些病人會對金屬的盤子和餐具產生奇怪的嗅覺和味覺，因此可以更換為瓷器餐具。也可以為病人準備一些口香糖來去除口腔中可能出現的一些不喜歡的味道。

如果有舌苔厚、進食後腹脹等症狀也可以補充維生素B群、消化酶等非處方藥。

③甲地孕酮

有些朋友會問：「咦，這不是避孕藥嗎？我一個男人吃避孕藥不是笑話嗎？」沒錯，它就是避孕藥，但是這個避孕藥有個非常重要的副作用，就是增加食欲。確定了病人的食欲不振不是由於胃腸道梗阻引起的情況下，如果病人的食欲持續低迷，可以適當用一些藥物來刺激食欲。但是長期服用甲地孕酮會出現一些副作用，一定要在醫生的指導下使用。

④中醫

如果長期食欲差，可以適當用一些中醫的方法，如方劑、針灸、按摩等來改善食欲，但是一定要記得避開化療用藥的時間。

03 腫瘤病人的飲食有哪些禁忌？

「手術後傷了元氣，所以要大補。」

「老人家說了，發物萬萬不能吃的！」

這兩種說法您是不是都聽過？是不是感覺特別可信？但元氣指的是什麼？發物又指的是什麼？要不要補元氣、避發物呢？「元氣大傷」說的是術後的虛弱，而「發物」常指的是雞、羊、海鮮、辣椒等容易誘發某些疾病（尤其是舊病宿疾）或加重已發疾病的食物。

我們先說「元氣」。術後的病人日常消耗量與正常人一樣，甚至因為傷口恢復的緣故，需要更多營養，包括蛋白質、脂肪、碳水化合物（醣類）、微生物和礦物質、水、纖維素等。但這些物質必須進補才能獲得嗎？不是。人體所需營養的來源多數是透過日常的天然食物獲得，與其讓病人吃各式各樣的補品、神藥、偏方，真不如想辦法提高病人的胃口，透過正常食補獲取身體恢復必要的營養，並且，食物帶給我們的享受和感官刺激是各類補品無法替代的。

親朋好友送來的各類補品該怎麼處理？建議大家先看看補品的主要成分及功能，根據病人情況判斷是否需要進補。例如，病房裡常看到探病者送的蛋白質粉，如果病人已經能從食物中獲取適量的蛋白質，就完全沒有必要繼續補充蛋白粉。攝入過多蛋白質會增加肝、腎的負擔。一般成年人的蛋白質攝取量是每公斤體重〇・八～一公克，過猶不及，攝入過多有可能損害人體健康。

不少病人及家屬都堅持「不吃發物」。過去，有些老中醫把諸如羊肉、胡椒、海鮮類食物稱為「發物」，並按照「發熱」還是「發風」等做了更細緻的劃分，把不少富於營養的食物都叫做發物。

但是這種發物真的會影響腫瘤嗎？腫瘤是環境和基因共同作用下的產物。目前科學家已發現非常多致癌物質，世界衛生組織也根據證據級別把它們劃分為I類致癌物（確切證據，如檳榔、發霉花生）和II類致癌物（證據不明確，如燒烤食物）等，這些才是科學家們在細胞、生物以及人體內都證實的。老祖宗這些所謂的「發物」都是營養豐富的食品，並沒有發現其中任何成分有致癌的神奇功效。

但我理解病人和家屬為了腫瘤不復發，都希望做一些力所能及的事情。有時病人希望從醫生這裡得到答案，但大部分醫生可能會非常不耐煩地說：「沒有發物這一說！」然後便把病人打發走了。醫生是從科學的角度來看待這個問題，病人如果覺得吃了所謂「發物」會產生不好的心理暗示，也可以少吃或換著品種吃，前提是營養能均衡。

04 有沒有食物能夠提高免疫力？

現在有不少藥物和保健品打著增強免疫力的旗號，用一些英文單詞和「美國進口」來哄騙中老年人和那些為了父母不惜一切代價的孝順兒女，這些藥品大多十分昂貴，剛巧抓住了家屬「不求最好，但求最貴」的心理。

首先，我們來看看有沒有正經的藥可以提高免疫力？有，而且臨床中正在使用。科學家發現如果在手術前後的營養液裡面添加一些成分，改造成「免疫增強型」腸內營養液，對於減少術後的感染和併發症率有很大的幫助。那麼科學家是怎麼改善的呢？在營養液裡面添加穀氨醯胺、ω-3（Omega-3）多元不飽和脂肪酸、精氨酸等成分。

穀氨醯胺能夠防止長期不進食情況下的腸黏膜萎縮，保持腸黏膜的屏障完整，讓腸道內的細菌不能在炎症時進入血管。

ω-3多元不飽和脂肪酸是個神器，也是深海魚油最喜歡標榜的成分。簡單說，它的作用像個潤滑油，塗抹在我們的血管和組織液當中。手術後，人體的炎症反應會非常大，所有的細胞似乎都在發警報說：「大事不好啦！快戒備！」這種戒備雖然是好的，能夠讓人體對可能發生的危險有警覺，但是過度的炎症反應對於人體自身也是一種損害。這時，ω-3多元不飽和脂肪酸可以讓炎症反應更溫和一些，既能發揮作用，又不會產生過多的不良影響。

但不是說，我們手術前使勁喝深海魚油、吃深海魚就能抵抗炎症了。這些東西雖然能發揮作用，但是本質上，營養本身發揮的作用才是基石，這些只是錦上添花而已。

手術之前，哪些病人需要「提高免疫力」呢？提高免疫力是個非常響亮的廣告詞，但不是所有病人都必須提高，最好由醫生進行營養評估，看病人是重度營養不良，還是營養良好。如果營養良好，那麼手術前保持積極樂觀的心態，好好吃飯就可以。別因為擔心害怕，導致茶飯不思體重驟減就好。

如果能經口進食，多吃一點飯肯定是再好不過的。如果沒有明確的肝腎衰竭，也可以口服一些免疫加強型營養液。如果是食道癌或者存在消化道梗阻的病人，可以用靜脈輸液來增強營養。當然，懂一點醫學知識的人都明白，只要能夠經口進食，口服營養液一定比輸液的效果要好。

總有病人家屬纏著問我：「醫生，您就和我說有什麼好東西，我給長輩買點、吃點，也算盡個孝心吧！」雖然很無奈，但也被病人家屬的誠意打動，我說：如果手術前一定要補點什麼，那麼買些深海魚油吃一吃也無妨。但是對於保健品，我抱持的觀點還是：我不認為它有多大作用，如果能安家屬的心，又沒有明顯副作用，那麼給病人少量吃一些，讓病人感受到家人的關懷和心意就好，不要勉強，也不需要浪費金錢。

建議在手術前多吃蔬菜和水果。水果中含有大量維生素C，可以在一定程度上降低毛細血管的通透性，減少出血，促進組織再生及傷口癒合，也可以減少感染的發生。當年哥倫布的水手在海上得壞血病，並不是他們所認為的海神詛咒，而是缺乏維生素C，多吃水果就可以輕鬆地減少這種疾病的發生。

綠葉蔬菜當中含有大量的維生素K，它參與了人體的凝血過程，適當的補充能夠幫助人體促進凝血，減少出血。此外，維生素B群缺乏時會引起代謝障礙，傷口癒合和耐受力均受到影響。維生素A可促進組織再生，加速傷口癒合。

簡單一句話，只需要讓病人把吃保健品的力氣用來吃點水果和蔬菜就可以了。

這個做法不僅適用於病人，也適合健康人群。很多時候家屬擔心病人免疫力不足，又不知道能做什麼。事實上，只要配合好醫生就足夠了。免疫力不是一朝一夕可以提高的，調整心態、健康飲食、積極運動才能真正地加滿油，讓病人能夠勇敢地和醫生一起面對人生中這一道嚴峻的關卡。

第三節 想帶病人出去玩，又擔心他身體承受不住

曾有讀者朋友留言給我說他媽媽得了子宮頸癌，手術後正在接受化療和放療。媽媽年輕時在雲南待過，治療期間經常念叨想回去看看，經常看到媽媽晚上偷偷翻看以前的老照片，所以特別想滿足媽媽的這個願望。

我工作很忙，平時很少回覆網路的私訊，但那時洋洋灑灑寫了一大篇回給他。時隔一個多月，我突然收到一條私信，來自這位讀者朋友。他附了一張照片，照片上是他和媽媽兩個人的背影。媽媽戴著漂亮的絲巾，而他戴著一頂鴨舌帽，他們在洱海邊向遠方眺望。他說：「感謝您的建議，我終於說服了媽媽和家裡人，帶她去了一趟雲南！雲南太美了！而且媽媽的複查結果也一切順利，再次謝謝您！」

出去走走是很多癌症病人希望做的事情，可是幾乎所有癌症病人的家屬都是第一次在人生中碰

到這麼大的問題，崩潰還來不及，怎麼可能有餘力和心情帶病人出去玩，萬一在途中出了什麼情況該怎麼辦？在完美的結局和平穩之間，很多人選擇了後者。但也有些家屬留言說：人生最遺憾的就是在父親得病初期沒帶他出去走走，後來再也沒有機會了。

也許知道了一些疾病的基本知識，就能獲得比較完美的結局。

01 哪些顧慮完全沒有必要？

大部分家屬在病人罹癌之後碰到的第一個疑問就是：到底能不能坐飛機和火車？答案當然是——可以。不僅罹癌之後可以，哪怕剛手術結束，只要醫生認為病情平穩可以出院，都是可以坐的。唯一需要注意的是避免長時間的旅程，癌症病人偶爾會伴有血液的高凝狀態，也就是更容易因凝血造成下肢血栓，進而產生肺栓塞。因此建議在火車上或飛機平穩飛行時，坐一個小時左右就要起來活動活動腿腳。

另一個顧慮是怕病人在外地碰到什麼緊急情況沒法處理。其實，癌症是個非常漫長的過程。你想想，發現癌症之前，也許已經不止兩、三年了，知道了疾病的存在後很擔心，但不知道時還不是心大得很？判斷病人能不能出門的標準是病情是否平穩。病人正在間斷地嘔血、便血，當然是不能到處亂跑的，但是如果病人經過治療——剛剛做完手術或者剛剛做好鞏固的化療——之後情況非常穩定，當然不影響一家人開心去旅遊。

此外，還有些人擔心外地的醫療條件不能滿足治療需求。即使在化療期間，如果在外地發生了白血球低或者貧血需要輸血的情況，都可以在任何當地醫院進行緊急救治，無論是基本的藥品還是輸血，各地醫院絕對都能給予適當的醫療。

02 你最應該顧慮什麼？

如果近期有不明原因的頭痛，或者是腦核磁共振（Magnetic Resonance Imaging, MRI）已經確診了腦轉移，則建議不要出遊。如果病人的腦內埋藏著隱患，一旦出問題，有可能讓所有人異常狼狽。如果近期體重明顯下降，提示營養不良、免疫功能低下，也建議不要出遊。如果近期有愈來愈嚴重的呼吸困難，可能會因環境改變誘發肺炎，加重呼吸困難。這類病人盡量不要去高海拔地區，避免產生難以預測的高原肺水腫，加重原有的呼吸困難。

建議第一次出遊選擇在國內，主要的考慮不是行程的長短，而是醫療救治和費用報銷是否便利。比如現在去日本的航程快速，行程也便利，但在國外進行醫療救治可能成本高昂到難以想像。

另外，酒店和機票最好訂可改簽的類型，如果出現發熱、憋氣、嚴重乏力等症狀，最好立刻返程。這一點我最有發言權，那也是血淚的教訓。我和老婆已經訂好去歐洲的旅行，當時想著不可能會有變數，出發前突然發現老婆懷了小寶寶。我們的歐洲行設計得十分「暴力」，各種開車趕路，行程安排得非常緊湊。為了寶寶的安全著想，我們兩個人一致決定不去了，結果白扔了好多銀子，直到現在想起來還是心痛啊。對癌症病人來說，一切變數皆有可能，因此在制定行程時，一定要預做B計畫以便挽回一些損失。

出遊時，在飲食方面要選擇易消化、潔淨的食物，這比當地特色食物更重要，否則容易在白血球減低時造成嚴重的感染。癌症病人盡量不要吃生冷未加熱烹調的食物，裡面的細菌或寄生蟲可能會造成意想不到的麻煩。

03 什麼時候應該去？

我的想法是一定要在治療方案確定之後，第一時間確定病人是不是有這種需求。但是，詢問時一定要注意措辭，千萬不要問：「媽，妳還有沒有什麼想去的地方……」本來病人沒有覺得自己的病很嚴重，被這樣一問馬上覺得快不行了。不妨在聊天中聊到某個地方時提出：「要不我們全家一起去×××玩一玩怎麼樣？」病人同意之後，就可以找醫生交流最佳的出遊時機了。

我經常對病人家屬說：「現在剛做完手術，目前是肺癌中期，後面可能需要進行補充的化療和放療，中間還有一個月時間，傷口拆線也不著急，你們可以出去玩二週。化療要四個週期，也就是三個月時間，三個月後開春了，你們可以再出去玩。這三個月內，短期旅行是可以的，但是去的地方最好離大城市不要太遠，如果白血球過低可以去當地醫院打一針升白血球針，這不是什麼少見的藥品，每家醫院都有，提前確認好就可以了。」

當然，旅行安排在剛做完複查後最好。複查確認白血球、血小板、肝功能都在正常範圍內，影像學也沒有提示有新病灶出現，正是病人心情最放鬆的時刻，出遊的心情是最好的。另外，每一次複查，病人的心情都是非常緊張且難熬的，不妨用旅行計畫來激勵病人，讓病人覺得複查完了還有期盼。更重要的是，讓病人參與出遊的計畫安排，能夠一定程度分散病人對複查的焦慮。

至於癌症晚期的病人，如果他願意的話，可以找個安靜的地方休養。無論如何，不要總抱有不切實際的幻想。「等他身體好一點再出去」經常是一句無法兌現的空話，最好不要放過任何一個好機會，因為這一次很可能就是最後一次。

第四節 手把手教你一些陪護技術

「媽媽生病時，好遺憾自己專業學的不是護理。」

我不只聽過一個女孩這樣自怨自艾。家人生病時，家屬恨不得變成專業的小護理師，會打針，會吊點滴，就可以讓媽媽在家裡吃著西瓜，吹著空調，不必去急診排隊，在瀰漫著令人作嘔氣味的空氣中忍耐著吊一天點滴。

岳母生病時，我就成為這樣的「小護理師」。我吊點滴、打針的能力比經過專業訓練的護理人員還是弱上很多，而且礙於家庭還是沒有醫院的治療安全，所以我只是在一些簡單的項目上幫了些小忙。即使是這樣，已經比大部分的家屬強上太多。只要能讓病人少跑一次醫院，少受一次醫院員工的「冷漠臉」，就明顯能夠感受到她的愉悅。

民國初期，「醫院」還是個舶來品。那時醫療的主要陣地不是醫院，而是家庭。郎中上門把脈下診斷，開藥方，收取一定的診金，而病患可以根據藥方去任何一家藥房購藥、熬藥。但現在，這樣的就診制度就不可思議了。醫療的過程離不開診斷儀器的輔助，離不開配液和醫療器械的輔助，導致醫生和護理師在家庭中完成診療愈來愈難。

即使是這樣，陪伴癌症病人就診的過程中，有心的家屬仍然能夠找到自己的位置。

我曾在消化道腫瘤外科輪調，有兩位女病人給我留下了深刻的印象。她們兩人同病房，得的都是直腸癌，都需要進行造口手術（由於腫瘤侵犯的位置與肛門太近，導致需要切除肛門，並在肚皮上造一個出口，以後就從肚皮上排便到一個袋子裡）。

手術都很順利，但是手術後一個月，其中一位病人李阿姨就回來治療了，因為肚皮上的腸造口感染很嚴重。李阿姨的表情十分痛苦，兒子在一旁滿臉怒容，抱著胳膊對護理長指手畫腳，表達著對醫院的不滿。正在這時，同病房的張阿姨也帶著女兒來複查了。張阿姨挽著女兒，氣色非常好，滿臉洋溢著幸福的笑容。可以看出他們兩家關係不錯，一直保持往來。護理師正在清理李阿姨的腸造口，張阿姨的女兒過去看了看，皺起了眉頭。

「這個也腫得太厲害了，大哥，你是不是造口袋剪得不對？你剪的開口一定不能太大，這樣大便就沾到皮膚上了。」

「大哥，你下次剪一個特別特別合適的，然後別用，當個模子，以後所有的造口就按那個模子剪，肯定特別合適。」

「哦對，我還找朋友從日本帶回來一種抗感染的膏，我媽媽抹上說挺舒服，我這兒還有一點，你先拿去給李阿姨試試，要是她也覺得好，我傳給你購買網址哦。」

李阿姨的兒子聽得一愣一愣的。他大概這時才明白，醫療效果不好，家人受苦，很多時候不是醫生和護理師的緣故。家人照顧時用心還是不用心，差別真的很大，每個細節都會影響病人每天的疼痛、睡眠，以及心情。不要因為家人的失誤和粗心，人為地增加病人不必要的痛苦。

01 安寧療護到底該不該去醫院？

安寧療護的接受度愈來愈高，但很多家庭都面臨一個難題：去哪兒安寧療護？大多數人可能覺得在家裡離去是最舒適的，在一家人的陪伴中結束美好的一生是個圓滿的結局。而另一部分有過親身經歷的人會覺得這個想法太天真，人在臨終時有多少事情需要在醫院解決，要麼大小便失禁，要麼尿不出來、便不出來；或者隔三岔五要抽積液不然脹痛難忍：這些問題都需要到醫院處理。

這兩種場景都存在，它一方面與家庭中誰來照顧病人息息相關。這個照顧者有工作與否，照顧時是心甘情願還是不得不為，結果很不同。另一方面，不同的癌症末期症狀不同，導致病人對醫院的需要也不盡相同。

總體來說，許多國家在末期癌症的安寧緩和醫療機構的建設方面相對缺失。首先，在目前醫療的營利體系中，安寧緩和醫療項目是相對「不掙錢」的，同樣的床位收治癌症手術和化療病人的利潤遠超過讓末期病人療養的利潤；另一方面，病人和家庭對於安寧緩和醫療花費的預期也是相對低的，與其一個月幾萬塊在醫院養病，不如雇個看護在家悉心照顧。因此，想像美國、日本一樣進行比較體面又高品質的醫養，短期內還是很難實現。

我從兩方面給予建議：一是什麼時候要去醫院，二是去什麼類型的醫院。

02 什麼時候要去醫院？

不少家屬堅持讓病人在家養病，我是非常支持的。家庭是中華文化中非常重要的組成部分，即使是末期病人，通常還會有半年、一年甚至更長的生存期。他們可能在某些方面有些症狀，但不意味著他們的生活不能自理，還有相當多癌症末期病人能夠進行簡單的家務，甚至幫助兒女帶孩子。

癌症末期病人通常會有一些需要醫院處理的事情，例如開藥、穿刺引流、輸液（乳腺癌骨轉移每個月需要進行雙磷酸鹽的輸注等），這些流程跑過一次就熟悉了，只需要安排好時間陪病人以一個月一次的頻率定期去醫院解決就好，不需要住在醫院。離開醫院時，問清楚在未來發生怎樣的情況應該回醫院，在家庭中可能會出現哪些風險，有哪些注意事項，都清楚了就放心地帶病人回家。

臨近生命尾聲時，病人的症狀變得愈來愈嚴重，去醫院的頻率也會增加。有位老病人需要定期進行穿刺引流，那次我成功引流出四百毫升的液體，病人的呼吸就得到了緩解。我給病人放置了一根管子，希望他住院幾天，等液體排出多一些再回家。但家屬卻非常主動地表達了想要學習引流的想法，她很快就學會了如何排放液體，也知道了每次不能超過六百毫升等注意事項，我很放心地讓她帶著老父親回家了。

有時病人胃口不好，排便不好，可以去住家附近的醫院輸液，只要流程走順了，以後可以長期在這家醫院解決營養問題，問題解決就可以回家了。

最近我愈來愈喜歡把醫院當作一個實施醫療操作的空間場所，而家屬愈來愈主動地參與和付出，會讓病人愈來愈覺得醫院只是像洗手間一樣解決問題的場所。病人的生活重點在家庭之中，參與家庭事務的決策、完成未竟的夢想才是更重要的事，而不是按時間完成化療、輸液、掛號、開藥的無限循環。

我們都希望病人的臨終時間表是一份關於夢想的時刻表，而不是一份治療計畫的安排表，醫療應該是過好一生最後一段時光的手段，而不是目的。

03 去什麼類型的醫院？

我剛說過，目前許多國家的大多數醫院是負責「治病」的，很難承載「養病」的任務，但在疾病的最後一個月，大多數病人會出現嚴重的呼吸困難、排泄困難或者難以忍受的痛苦，而這時頻繁往返於醫院和家中對家屬來說是不小的負擔，如果這時病人能夠穩定地在一家醫院養病，對家屬來說會更加放心。

既然大型醫院不行，那麼可以找附近的中型醫院或社區醫院來達成願望。除了價格因素外，只需要關注這家醫院有沒有最基本的輸液、吸氧、抽血、鎮痛藥等治療就可以了。

隨著法律和監管的健全，個人認為這些基本的醫療需求在未來會得到更好的解決，會有一大批網路機構和康養機構出現，滿足老齡化社會的需求，到那個時候，大多數病人就可以在家、在社區內解決看病和康養問題，不需要像現在這樣，即使到了醫院也不知道到底該找誰來解決自己的麻煩。

04 需頻繁輸營養液怎麼辦？

即便是有家庭醫生在社區執業的西方，輸液也不能在家裡完成。如果你覺得輸液操作很簡單，是因為沒有遇到過危險情況，或者不了解其中有哪些關鍵門道。

很多病人家屬看護理師操作輸液覺得挺簡單，想著能不能在家自己給病人輸液。那麼我要潑點冷水，告訴你什麼能做，什麼不能做。

醫院不允許病人回家輸液是因為輸液看似簡單，卻有一些潛在風險。我舉個特別的例子。輸營養液時，液體的配置必須用儀器精確測量，比如糖尿病病人的營養液裡必須添加胰島素（正常人也可以加一些胰島素來避免過高的血糖）。護理師加胰島素時要用最細的針管推入規定的劑量，如果病人家屬搞錯了單位，一下子推入一毫升，那會出大問題。即使胰島素的劑量是正確的，也可能發生胰島素貼壁效應（胰島素掛在輸液袋的壁上），導致開始輸注的液體裡胰島素太少而最後輸注的液體裡胰島素含量又太高，短時間輸入的胰島素濃度過高會導致嚴重的低血糖昏迷，需要專業醫護人員在旁觀察，及時處理。

若真的嫌每天去醫院麻煩，可以開具藥品、注射證明，寫明用法、用量，在住家附近找一家社區醫院輸液。大部分社區醫院的醫生和護理師是有資格進行輸液操作的，可以事先詢問。如果你打算從醫院開藥帶回社區醫院注射，離開醫院前要問醫生兩個問題：這些藥品都包含什麼？保存方面有什麼特殊注意事項？有些注射藥物需要冷藏或避光保存，否則會變質或分解。

委託社區醫院輸液，如果輸注一段時間後沒什麼明顯的不舒適感覺，得到社區醫院的醫護人員允許後，就可以帶著液體袋和病人一起走回家。液體袋的高度要比輸液點（一般是手臂）高一公尺以上，如果達不到這個高度容易導致輸液速度減慢或回血。到家後只需要在輸液結束後把針拔出來。拔針是整個輸液過程中最簡單的一個操作，拔下針後第一時間用棉棒或棉球按住針點防止出血即可。這個操作相對比較簡單，也沒有什麼風險。

還是需要提醒一點，輸液的速度和輸液量裡也埋著一顆雷。曾在某家大型醫院的急診室裡發生一個案例。一位病人因肺炎到這家醫院的急診輸液，連續輸液一週後，病人在輸液時心跳驟停，沒能搶救過來。醫院追查死亡原因，發現由於病人的營養狀態不佳，除了抗生素之外，還給病人輸注了不少營養液。但急診室每天當班的醫生都不一樣，導致對病人缺乏整體的判斷。病人每天輸注大量的液體，但是排尿量比較少，導致血管裡的液體愈來愈多，最終心力衰竭猝死。因此給讀者朋友們提醒，輸液嚴格來說是一件比較危險的事情，任何細節，包括輸液量過大、輸液速度過快都有可能造成嚴重的後果。

最後要提醒的是，如果家裡有孩子，從醫院帶回的輸液用藥品（例如標靶藥、注射劑等）務必放在類似保險櫃這樣的地方，絕對不能讓孩子有機會接觸到。很多藥物都對孩子有劇毒，並且會造成不可挽回的損失。

05 即使到離開的那一天也要保持乾淨

有件事對病人家屬來說是很重要的，如果做得不好，會導致病人的生命提前終結，或者在臨終時增加難以忍受的痛苦，那就是病人的個人衛生問題。我希望每個病人都走得漂漂亮亮的，即使到了人生的盡頭也要每天都乾乾淨淨的才好。

預防肺部感染

最好早晨起來可以陪伴病人走一走，動一動，不需要強度很大的體育鍛鍊，只需要走動一會兒促進排痰即可。很多子宮頸癌、卵巢癌、胃癌病人不是因癌症本身出問題，而是一直病懨懨地躺在床上，造成咳痰無力或不及時而引起肺部感染。

大多數正常人的感冒叫做上呼吸道感染，也就是支氣管以上鼻咽部、喉部的症狀，如咳嗽、流鼻涕等，但如果感染沒有及時控制或出現免疫的缺陷，就會進一步發展為下呼吸道感染，也就是所謂的肺炎。肺炎可大可小，很多病人離世的直接原因就是突然爆發了一場難以治癒的肺炎，造成身體機能大幅度下滑，進而引起心臟、腎臟以及其他臟器功能的衰竭，最終導致死亡。

私處的護理

很多人會忽視病人的尿便護理，而病人因不好意思，有不舒服也不會告知。我們的臨床觀察中發現，很多癌症病人會出現尿便的障礙，造成會陰部發生感染。女性由於尿道更直、更短，因此更容易發生泌尿系統的感染，出現尿頻、尿急、尿痛的症狀。假設這種情況發生了，除了增加飲水和排尿之外，也可以到醫院的泌尿外科就診，看情況決定是否需要使用抗生素。

褥瘡

也叫做壓瘡。末期癌症病人大都骨瘦如柴，因皮膚下面少了脂肪組織的緩衝，若長期臥床，身體與床褥接觸的部位因為壓力、摩擦等因素會造成損傷，無法修復，從而出現壓瘡。壓瘡不但痛，還會搔癢，同時合併感染會引起嚴重的後果。如果病人長期躺在床上，一定要注意床褥要鋪得柔軟一些，並且勤加換洗。

傷口

末期癌症病人是非常脆弱的，他們經常會因腫瘤的消耗出現低蛋白血症，蛋白水準下降意味著免疫球蛋白相對缺乏。這種狀態下，抵禦外來細菌及病毒感染的能力就會大大下降。偏偏癌症病人因治療時的一些操作導致身上有很多創口，這些創口部位更容易發生感染。

無論是注射器、輸液、靜脈導管，還是穿刺引流的創口都需要好好保護。好好保護不是指買很昂貴的藥膏塗抹，也不是用碘酒和酒精去擦拭，而是指保持傷口乾燥，乾燥本身就是對於傷口最好的保護。貼在傷口處紗布的作用大多數也不是隔絕空氣，而是吸乾傷口周圍的水分和滲出物而已。

因洗澡或洗手弄溼了傷口，要盡快擦乾。如果長期放置（中心靜脈導管）PICC，在洗澡時要注意局部多貼一些塑膠薄膜來減少感染的發生，並且按照護理師的要求定期更換貼膜。

口腔

口腔的潔淨也是非常重要的一環，良好的口腔衛生不只能降低口腔內感染以及肺部感染的風險，還能夠讓病人有舒適的感覺和良好的味覺，才有可能保持良好的食欲和心情，對於這時的病人來說也是很重要的。

第五節 死亡是一門需要提前預習的功課

我看過一部在線的直播影片，主題是「擁抱死亡」。整整一小時都是皺著眉頭看下去的，因為實在無法從主講人沉重得像哀悼詞的話語中感受到一絲絲的安慰。即使我把自己換位成癌症晚期病人，也沒有受到任何鼓舞和心靈慰藉。

「不要恐懼死亡，死亡是我們每個人必經的道路。」

「因缺乏死亡教育，我們聽到死亡才會措手不及。」

「學會道別、道謝、道歉，給他最真誠的擁抱。」

你自己沒死過，憑什麼讓別人擁抱死亡？

你沒死過，有什麼資格讓癌症病人不要怕？

這種宣講不知是從什麼時候開始的，他們把死亡變得「高階」，根本沒有意識到，癌症病人（特別是末期病人）不接受自己的死亡，抑鬱、憤怒、焦慮、恐懼，全都是人類最正常的反應。醫生和病人家屬需要做的是尊重病人的意願，幫助他們順利地走完這個過程，從相對不積極、不健康的情緒，逐漸進入相對緩和、能自洽的狀態中，避免走入極端狀態，例如非理性地拒絕治療、仇視家人，甚至自殺。

網路上出現過一些抗癌「勵志明星」，他們透過各種詼諧、生動、有趣的故事，積極傳遞自己抗癌過程的快樂，讓網友們既覺得心疼，又覺得受到鼓舞。實際上只有極少數年輕人（也許十萬分之一）願意分享自己消化過的、披上快樂外衣的苦痛，而不是傳達內心的無助和恐懼。其他多數人是做不到的，當然也不必做到，他們只需要能平和地接受壞消息、與苦痛的人生和解就好。

所以，不應當覺得你的老父親沒有像抖音裡的癌症病人一樣笑得爽朗，也沒有像新聞中的抗癌明星一樣去爬珠穆朗瑪峰，而是經常在家發脾氣，都是因為他「太不樂觀了」。換成你，未必會做得更好。我們既然沒有死過，就不要讓癌症病人「別怕死」，好嗎？

01 想理解老年病人，先要理解老人

我們探討最多的總是老年病人，因為腫瘤在老年人中最多發。想理解老年病人，首先要理解老人。阿圖・葛文德有本著作《凝視死亡：一位外科醫師對衰老與死亡的思索》（*Being Mortal: Medi-*

cine and What Matters in the End），講述了在美國醫療和養老體系下，老年人對於養老院的恐懼和排斥。美國人沒有華人在家養老的情結，養老院是絕大多數老年人的去處。當老人失去獨居的能力時，子女勢必會將老人安排到養老院。大多數子女認為老年人最好的生活莫過於找一家條件非常好的養老院，裡面有護理師照顧起居，還有同樣的老年人一起玩樂。然而，事實正相反，我能感受到書中撲面而來老人的絕望。老年人不認為衣來伸手、飯來張口就是最好的生活，而認為最好的生活是能自己上廁所。

《凝視死亡》裡講了一個有趣的故事。一九九一年，紐約州北部的小鎮新柏林，名叫比爾•湯馬斯（Bill Thomas）的年輕醫生做了一個實驗。當時他三十一歲，結束家庭醫學住院醫師的培訓還不到二年，剛接任大通療養院醫療主任一職。這所療養院收住了八十位嚴重失能的老人，一半老人身體殘障，八〇％的老人患阿茲海默症或者其他類型的認知障礙。

湯馬斯是個很有想法的年輕人，他不滿足於循規蹈矩做好分內之事，而是用二條狗、四隻貓、一百隻鳥發起了一場「革命」。他的目標是抗擊療養院的「三大瘟疫」：厭倦感、孤獨感和無助感。為了攻克這「三大瘟疫」，療養院需要一些生命：他在每個房間裡擺放植物；他去除草坪，開創一片菜園和花園；他引入動物。他沒有像其他養老院那樣，單純滿足老年人吃喝拉撒的需求，而是放手讓老人去參與想做的活動，例如遛狗、種菜、餵鳥，雖然這些活動會被一些老人的子女指摘，認為「不衛生」、「不安全」、「會細菌感染」。實際上，研究者對比了大通療養院和附近另一所療養院，發現經過兩年時間，大通療養院居民的處方量下降了一半；針對痛苦的精神類藥物，如氟哌啶醇（haloperidol）用量下降尤其明顯；總藥品開銷只有對照療養院的三八%，死亡率下降了一五%。

讓老人做點事，幫助他們像年輕人一樣能支配自己的身體和欲望，而不是一味地追求安全，是我們對老人的尊重，正如多年之前，他們曾經放手讓我們學習走路，自己上下學，甚至到遠方旅行。

我也曾困惑，總是擔心父親因勞累生病。搬家時，他一定要親力親為，甚至搬箱子時把自己摔傷，我為此十分惱火：明明花幾百塊就能找人完成的事情，非要自己做，不僅人因此受傷，還要花更多醫藥費，完全不知道他是怎麼想的！更何況，那些老家具扔了就扔了，再換新的就好了。隨著治療的老年病人愈來愈多，漸漸理解了，他希望我認可他的勞動，認可他的價值，認可這些與他相伴半輩子的舊家具，認可它們不只是家具，而是帶著靈性的、生活的記憶。現在我和父母分開住，各自生活，但偶爾還是會和他們說：「做點餡餅吧，我想吃了。」他們會非常樂意，做好並送上門來，順便看看小孫子。

理解老人就是不要用年輕人的思維來安排他們的生活。老人喜歡什麼，喜歡怎樣，便怎樣。理解的第一步是先放下自己。

02 癌症病人會以什麼原因、怎樣的方式離開人世？

我們可以把晚期癌症病人的人生盡頭分為幾個階段。

第一個階段，無症狀期

一位長輩老王不幸罹患肺癌，最開始時，老王經常給我打電話，問得最多的問題是：「我到底是不是得病了啊？是不是你們弄錯了啊？我什麼感覺都沒有，就和沒病一樣。」沒錯，一大部分癌症晚期病人即使在「臨床晚期」，最開始時也幾乎沒有任何症狀。

什麼叫癌症晚期？並不是骨瘦嶙峋、走不動路才叫晚期。臨床上，對於大部分癌症，只要在原發的病灶之外存在哪怕一處轉移灶，都稱為晚期。晚期不代表生存時間非常短，它是指相對來說更難透過局部治療的手段解決，治癒率更低。以肺癌為例，早期肺癌的治癒率大約為八五％，而晚期肺癌的治癒率不足五％。

但是一開始，無論是肺轉移還是腦轉移，如果轉移灶非常小，就不會有任何症狀。而這個轉移灶在哪裡，未來就會出現相應的症狀。

第二個階段，頭痛醫頭期

到了第二個階段，老王就發現不對勁了，他開始頻繁地出現頭暈，檢查時發現，腦轉移的範圍果然變大了。他也不再天天喊著弄錯了，而是開始接受自己的現狀。

不同癌症，不同的轉移部位，最後的人生會特別不一樣。那麼究竟哪種「死法」走得更舒服呢？

骨轉移。這是最痛苦的一種轉移，骨轉移的疼痛，據說有如萬千蟲蟻噬骨一般，重者咬牙切齒，輕者會夜間翻來覆去無法安眠。即使吃了止痛藥，也只是降低了最巔峰的痛感，但某幾個地方持續的不適感會時時刻刻提醒「自己是個癌症晚期病人」的事實。骨轉移的強烈疼痛會帶來一系列情緒問題，病人會暴躁、易怒甚至動輕生念頭。此外，腰椎、頸椎、胸椎的承重骨因腫瘤侵蝕造成骨質破壞，會因為一些非常輕微的外力導致骨折，造成嚴重的手腳麻木甚至癱瘓等症狀。

胸膜及腹膜轉移。這種轉移形式也非常麻煩。胸膜及腹膜的轉移會滲出大量的液體，造成胸水、腹水過多等症狀。這類病人會感到胸悶或腹脹。從外觀上看，病人明明這麼瘦，肚子卻那麼大，像懷胎十月即將臨盆一樣，肚皮的皮膚被撐得發亮，好像馬上就要撐破似的。這是相當痛苦的，因此千萬不要聽說「愈放積液，積液愈多」就不去醫院處理，適當放一些，讓人先舒服了再說。

肺轉移。這種轉移十分多見，而且不舒適。多發的肺轉移會侵蝕肺泡的空間，導致肺的換氣功能大幅度下降，於是出現漸進式呼吸困難——今天還覺得爬樓梯沒事，過幾天坐著都喘，然後靠吸氧維持，最後吸著氧都覺得喘。這種窒息的感受是很讓人絕望的，同時窒息導致的二氧化碳蓄積會讓人處於非常煩躁的狀態，因此肺轉移的病人心態會更難控制，更容易因一些小事發脾氣，甚至摔東西，陰雨天時這現象尤為嚴重。

腦轉移。這是我認為最好的轉移方式之一，雖然這話可能連很多醫生聽了都會打個問號。之所以這麼說是因為各種轉移中，腦轉移病人承受的痛苦最少。腦轉移不會產生劇烈的疼痛，只會產生一些頭昏腦脹的症狀。腦轉移發展速度相對比較快，也許很快就會出現因高顱壓導致昏迷。因此，對病人家屬來說，照顧腦轉移的病人會更棘手，而且往往還沒來得及好好告別，親人就已撒手人寰。但從病人疼痛的角度思考，又未嘗不是一件好事。

看多了癌症晚期病人的痛苦，做為醫生也很難過，總希望做點什麼能讓他們更舒適一些。我把這幾種轉移病灶的感受分享出來，不是為了增加病人家屬的痛苦，而是讓不生病的人也努力去體會病人每天的感受，也許這樣才能知道該如何更好地幫助他們。

第三個時期，惡液質期

這時病人就不止於局部的腫瘤或轉移灶會產生症狀了，由於全身腫瘤負荷的增加，使得人體大部分能量和原料都被腫瘤侵占，導致體重迅速下降。同時由於白蛋白的缺失，使得血液中的水分跑到組織當中，引起大面積的浮腫。因此這時的病人是十分虛弱的，不止體現在氣力方面，更是體現在多病上。以前感冒一週就好，現在要幾個星期，甚至會演變成嚴重的肺炎。整個人看上去像被吸乾了一樣，非常憔悴。這時，病人和家屬心裡都要明白，快到說再見的時候了。到惡液質期，一般半年內病人就會死亡。

很多人問我：癌症晚期病人的死亡過程是不是像遊戲中那樣，每個人都有一個血條，血條裡的血慢慢減少到0時，就會死去？其實不是這樣的。癌症晚期病人的死亡的確是個持續的過程，但死亡往往是因某個事件的發生。

我曾預測過一位胃癌病人的死亡時間，病人走後，她的外甥女電話說：「醫生，我姑姑上週去世了，和您說一聲，非常感謝您之前幫我們預測她的死亡過程，確實幫了大忙。知道了死亡時間，就有機會完成很多事情，非常從容。另外不得不稱讚一句，您當時預測半年，我姑姑是半年又四天走的，真神醫啊！」

話雖如此，死亡仍是一件十分難預測的事情。

在惡液質期會發生很多與腫瘤相關的事件，例如免疫力低下導致的肺炎，例如全身血液高凝狀態導致的血栓，又或者是腫瘤破潰導致的消化道大出血等，每個事件都有可能導致病人死亡。

這位姑姑得過兩次肺炎，輸液後恢復過來了。第六個月時，突發消化道大出血，雖然家屬積極進行了輸血，但病人仍然不久就心力衰竭了。這不是醫療過失，病人在惡液質的狀態下，心臟無法承受如此大量的靜脈補液，但如果不迅速補液，又會死於失血性休克。因此死亡的本質就是身體各個零件都嚴重破損了，這時任何方法都回天乏術。

在惡液質期，每個事件發生時家屬都要重視，並不是得了肺炎輸液就沒事了這麼簡單，每個事件都有可能是最後一次相見。

03 怎麼決定是時候放棄了？

癌症晚期病人什麼時候最無奈？是咬牙堅持治療時？是砸鍋賣鐵變現時？還是面臨死亡無可奈何時？

我曾和一位「人生贏家」的大叔聊天。他大約五十出頭，晚期結腸癌，病床前陪伴他的妻子才二十多歲。我問他：「你現在最怕什麼？有沒有什麼是我能做的？」他說覺得最難過的事情不是這輩子掙了錢沒花完，也不是娶個年輕太太遭人指指點點，能和老婆一起走完人生這段路挺好；他說無奈的事情是不知道自己在哪裡。

「就好像坐在一艘小船上，有人告訴我前方有個瀑布，我想盡辦法也不可能上岸。但我他媽不知道這個瀑布到底有多遠，如果還有十秒鐘，我抬頭看看天空，然後躺倒閉上眼睛就好了；如果還有十個小時，我可以先吃塊麵包別餓著，再他媽想想自己心愛的女人。」

那是個早春，我沒想到自己居然被這樣一個看似油膩的老男人用這種帶著髒字又絕對詩意的情境打動了。到底什麼時候選擇放棄，真的太難了！

第一步，放棄治癒的機會，接受幾年內死亡的現實

這個看上去是相對容易的一關，但經常碰到這種情況：一線化療方案（就是一開始用的、有效率最高的方案）失效了，是不是要換二線方案，二線方案雖然有效率低一些，但仍然有治癒的可能性。選擇了二線且最終失效，還有三線、四線甚至五線治療方案的機會。每種治療方案都有一線生機，那麼請問，究竟什麼時候該選擇放棄？

我幾乎沒有見過一開始就能做好決定的家庭，大多數家庭最初都有非常充沛的求生欲望，但在不斷獲得希望又失望的循環中，最終失去了求生的意願，選擇了放棄。

「新的治療方案又失敗了，花了幾十萬，這種給你希望，然後轉頭就告訴你希望落空的感覺太難受了。」很多病人都有這樣的心聲，因為信任找我傾訴。從醫這麼多年，我從沒勸過病人無休止地接受治療。

阿圖醫生寫過一句話：「接受個人的必死性、清楚了解醫學的局限性和可能性，這是一個過程，而不是一種頓悟，只有不去努力活得更長，才能夠活得更長。」

我有位病人曾告別積極治療。他對孩子們說：「我不想嘗試下一個方案了，我們用這個錢去旅行吧。」四位長輩、小倆口加兩個孩子，一家人去日本玩了十天，在海灘留下了動人的合影。

第二步，放棄有創的對症治療，接受一年內死亡的現實

臨床上有很多有創傷的對症治療，它無法治癒疾病，但有可能讓病人再多活幾個月。例如腸梗阻之後的腸造口手術，例如進食哽咽之後的食道支架，例如骨轉移之後的骨水泥填充等。

有人覺得這些治療本身有一定的痛苦，只是為了延長幾個月的生命，還要花費一筆不菲的金額，何必呢？但我個人反而是最不排斥這些的，取決於生命餘額不足時，最希望做什麼。如果有創的對症治療能夠很大程度上改善病人的症狀，幫他度過這個難關，也許就獲得了相對長的疾病空窗期，醫學上叫做疾病無惡化存活期（Progression-free survival, PFS）。意思是這幾個月時間也許什麼都不會發生，還能像正常人一樣去完成一些工作、體驗生活，例如爬山、旅行，或是把畢生心血（也許是一幅畫、一本書）給完成。

這時，家屬要做的是盡可能蒐集準確的資訊，讓病人知道做這個治療會付出怎樣的代價，獲得多少時間和身體狀態的收益。

有些病人會說：「要在我的肚皮上開個口子，以後大便從肚皮上出來，這種事情我絕對不會接受，我不需要多活這三、四個月，我活夠了，不想遭罪了。」這種心情也是完全可以理解的。但前提是病人真的了解這個治療方案。

我讀醫學院時經常和朋友說：如果這輩子要讓我做造口手術，想都不要想，我絕對不可能會治的！但真的近距離幫一些病人做過造口，也做過造口護理之後，我發現這項技術在現在並非那麼不堪，體驗上的不愉悅非常小。甚至身上有造口袋也可以去洗澡，可以在私人泳池游泳，沒有任何問題。所以，準確地了解和傳遞資訊是很重要的一件事情。

第三步，完全放棄對症支持治療

曾有個朝鮮族的女病人，我至今都記得她的名字，她是我診治過的第一位臨終病人。那天一大清早，病房護理師給我打電話，雖然不值班，但我立馬翻身下床，大冬天披上外套就衝到醫院。第一縷朝陽斜著照在六床的位置時，我看著她的全家人送走了她，她要等的二女兒終於從美國回來了。

誰也不知道，我和病人私下有個約定。

病人當時一直反覆嘔血，每天都要輸注好幾個單位的紅血球。我勸家屬放棄對症治療，但是病人決定再等幾天。她的二女兒一直在國外，當年就是為了參加二女兒的婚禮才耽誤了肝癌的治療，到了晚期也沒有告訴她。最近幾天情況急轉直下，出乎所有人的預料，於是病人的老公趕忙通知二女兒回國。二女兒得知消息後，覺得虧欠母親太多，拚了命也要趕回來送最後一程。同病房的膽管癌晚期病人看到她這麼痛苦還要輸血不肯放棄，堅決地和自己的主治醫生說如果她到了這個狀態，千萬不要給她輸血。

最終，這位病人還是如願了，儘管這個過程確實十分痛苦。

彌留之際的幾天甚至幾週中，不管是不是因為癌症走到這個結局，都是相對辛苦的。無論是憋氣還是浮腫都會大大加重，特別是到了終末期，整個人的神志會出現不同程度的迷離。

這時，我個人非常不建議一定要做對症治療。有些病人家屬甚至因為醫生沒有給病人補充好營養和醫生發生衝突。但客觀來說，這個階段其實是愈短愈好。這時病人連生活自理都成問題，已經完全談不上生活品質了。

第四步，放棄有創搶救

這一步對大家來說反而是最容易的，臨床做了十年，我確實沒有碰到任何一個人會在這個環節猶豫。

但是，我曾在深夜接到一通電話，是一位病人的女兒打給我的。我和這位女兒是多年好友，她的父親在我工作的醫院接受「臨終」治療。她託我問問醫生有沒有什麼更好的辦法，讓她的父親減少些痛苦。我打電話給病人的主治醫生，她非常禮貌地說：「目前沒有辦法，彌留之際，我們沒啥可做的，總不能……你懂的。」

目前許多國家尚未支持安樂死合法化，做為醫生，看著病人痛苦是很煎熬的，但也不可能做出拔氣管插管、停止輸液這些行為，這是醫生的底線，是不能突破的。

做為病人家屬，這時請克制自己的悲傷，因為病人很快就會失去意識，即使有痛苦也是相當短暫的過程。你沒有必要，也不能夠人為地加速這個過程，只要不人為地強硬延長就好。

CARE系列88

親人罹癌，先別慌

作　　者—王興
副總編輯—邱憶伶
封面設計—FE設計葉馥儀
內頁設計—林樂娟

董　事　長—趙政岷
出　版　者—時報文化出版企業股份有限公司
一〇八〇一九臺北市和平西路三段二四〇號三樓
發行專線—（〇二）二三〇六六八四二
讀者服務專線—〇八〇〇二三一七〇五・（〇二）二三〇四七一〇三
讀者服務傳真—（〇二）二三〇四六八五八
郵撥—一九三四四七二四　時報文化出版公司
信箱—一〇八九九臺北華江橋郵局第九九信箱

時報悅讀網—http://www.readingtimes.com.tw
電子郵件信箱—newstudy@readingtimes.com.tw
法律顧問—理律法律事務所　陳長文律師、李念祖律師
印　　刷—勁達印刷有限公司
初版一刷—二〇二四年五月三日
定　　價—新臺幣四〇〇元
（若有缺頁或破損，請寄回更換）

時報文化出版公司成立於一九七五年，並於一九九九年股票上櫃公開發行，於二〇〇八年脫離中時集團非屬旺中，以「尊重智慧與創意的文化事業」為信念。

親人罹癌，先別慌／王興著. --初版. --臺北市：時報文化出版企業股份有限公司，2024.05
296面；14.8×21公分. --（Care系列；88）
ISBN 978-626-396-157-9（平裝）
1.CST：癌症　2.CST：通俗作品
417.8　　113004860

ISBN 978-626-396-157-9
Printed in Taiwan

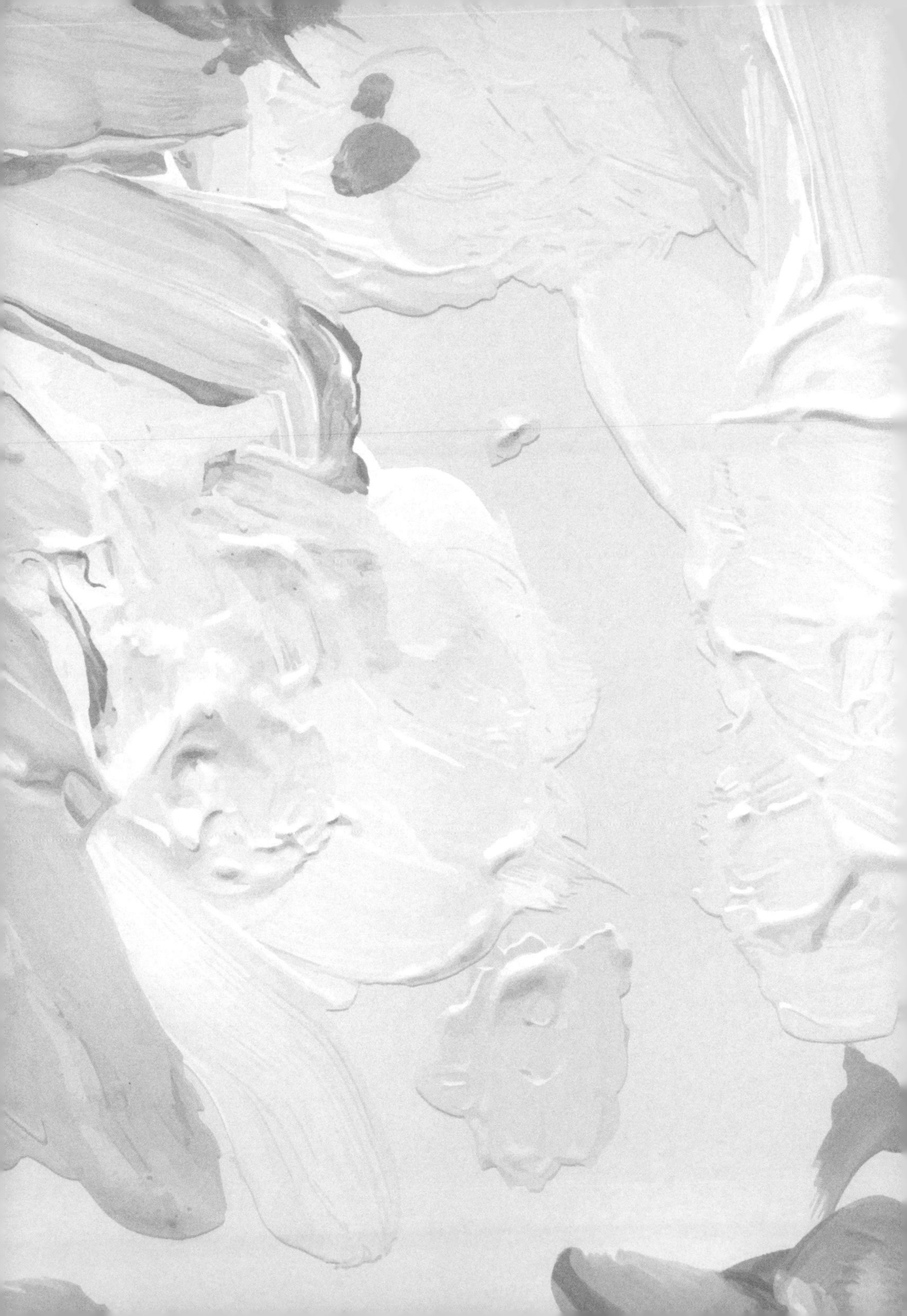

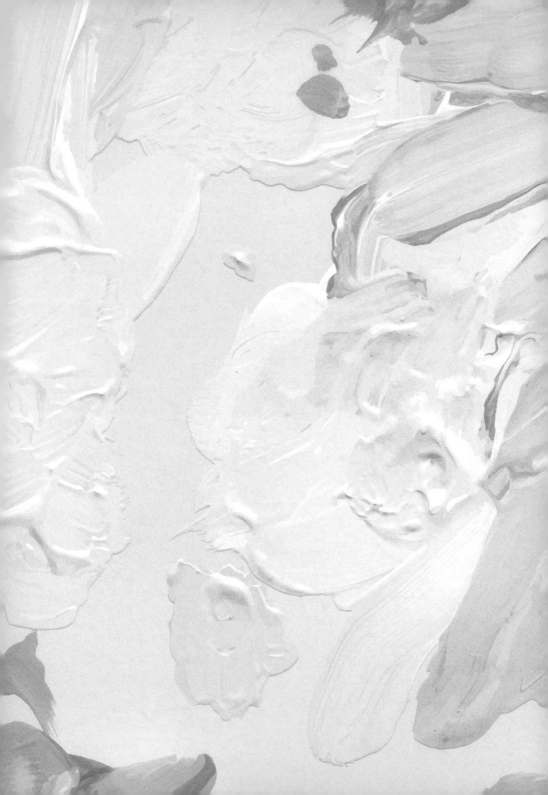